Prävention im Alter – Gesund und fit älter werden

Prävention im Alter – Gesund und fit älter werden

Roland Hardt • Theodor Junginger
Monika Seibert-Grafe
Hrsg.

Prävention im Alter – Gesund und fit älter werden

Medizinische Gesellschaft Mainz e.V.

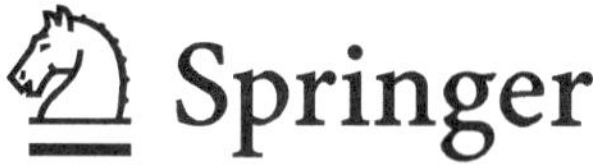

Hrsg.
Prof. Dr. Roland Hardt
Universitätsmedizin Mainz
Abteilung für Geriatrie
Mainz, Deutschland

Prof. Dr. Theodor Junginger
Medizinische Gesellschaft Mainz e.V.
Mainz, Deutschland

Prof. Dr. Monika Seibert-Grafe
Medizinische Gesellschaft Mainz e.V.
Mainz, Deutschland

ISBN 978-3-662-56787-6   ISBN 978-3-662-56788-3   (eBook)
https://doi.org/10.1007/978-3-662-56788-3

Die Deutsche Nationalbibliothek verzeichnet diese Publikation in der Deutschen Nationalbibliografie;
detaillierte bibliografische Daten sind im Internet über http://dnb.d-nb.de abrufbar.

Umschlaggestaltung: deblik Berlin
Fotonachweis Umschlag: © AndreasG, stock.adobe.com
© dolgachov, thinkstockphotos.de

Springer ist ein Imprint der eingetragenen Gesellschaft Springer-Verlag GmbH, DE und ist ein Teil von Springer Nature.
Die Anschrift der Gesellschaft ist: Heidelberger Platz 3, 14197 Berlin, Germany

Geleitwort

Die Medizinische Gesellschaft Mainz befasst sich mit medizinisch-wissenschaftlichen Themen und fördert den Austausch der Medizin mit den Natur- und Geisteswissenschaften. Regelmäßige Veranstaltungen, in denen aktuelle Themen der Medizin und anderer Wissenschaften behandelt werden, stellen einerseits eine Verbindung her zwischen den Wissenschaftlern und andererseits zwischen der Bevölkerung und den Wissenschaften.

In Fortführung der Buchreihe der Medizinischen Gesellschaft Mainz widmet sich der vorliegende Band dem Erhalt der körperlichen und geistigen Gesundheit im Alter durch Prävention. Die im Buch dargestellten medizinischen Möglichkeiten sowie Verhaltensempfehlungen bieten die Chance, nicht nur Lebensjahre zu vermehren, sondern den Jahren mehr Lebensqualität zu verleihen und damit ein Mehr an gesunden Lebensjahren zu erreichen. Die aufgezeigten Präventionsmaßnahmen berücksichtigen sowohl den aktuellen Wissensstand als auch die Einschränkungen älterer Menschen bei der Umsetzung. Deshalb sind die Empfehlungen – wann immer möglich – abgestuft, orientiert am Alter bzw. der Lebenserwartung und dem Gesundheitszustand.

Nicht jede Krankheit kann durch Früherkennung von Vorstadien, Vermeidung von Risiken oder gezielten Vorbeugungsmaßnahmen verhindert werden. Jedoch kann das Wissen um die Gefahren, die Nutzung von Vorsorgeuntersuchungen und die Aufmerksamkeit bei entsprechenden Befunden oder Beschwerden dazu führen, dass eine Erkrankung früh erkannt und behandelt wird. Dies zu ermöglichen, ist das Ziel des Buchs.

Der Anspruch, die wichtigsten Aspekte der Gesundheit und der Lebensbedingungen im Alter darzustellen, wie z. B. den Alterungsprozess, die Prävention und Früherkennung zahlreicher, relevanter Erkrankungen, die

Ernährung, die Resilienz und die Mobilität, hat die Beteiligung vieler Autoren mit Expertise im jeweiligen Fachgebiet erfordert.

Das Zustandekommen des Buchs in seiner Breite und Vielfalt haben die Autoren als erfahrene Ärzte und Wissenschaftler ermöglicht. Ihnen gebührt unser ausdrücklicher Dank; nur durch das Einbringen ihrer Kompetenz und ihrer Zeit konnte das Buch verwirklicht werden.

Darüber hinaus gilt unser Dank dem Springer-Verlag, insbesondere Frau Dr. A. Horlacher.

Des Weiteren danken wir dem Wissenschaftlichen Vorstand und Dekan des Fachbereichs Universitätsmedizin der Johannes Gutenberg-Universität Mainz, Herrn Univ.-Prof. Dr. U. Förstermann, für seine Unterstützung.

Für den Vorstand der Medizinischen Gesellschaft Mainz e. V.

Monika Seibert-Grafe

Mainz, Deutschland   Theodor Junginger

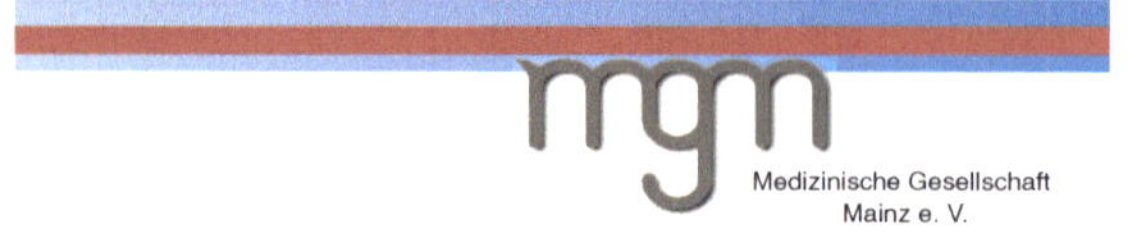

Vorwort

Die steigende Lebenserwartung und das Ziel eines jeden Menschen, so lange wie möglich gesund zu bleiben, führen unweigerlich dazu, Vorsorge für die Gesundheit zu treffen.

Das Anliegen dieses Buchs ist es, älteren Menschen aus ärztlicher Sicht medizinisch sinnvolle und wirksame Präventionsmaßnahmen zur Verhinderung von Krankheiten (primäre Prävention) oder zur Vermeidung von Folgekrankheiten (sekundäre Prävention) zu vermitteln.

Wenngleich das Alter an sich ein Risiko für die Entstehung von Krankheiten ist, so kann den Einschränkungen, die mit dem Alterungsprozess verbunden sind, dennoch zumindest durch das Training geistiger und körperlicher Kraft und Beweglichkeit sowie sozialer Kontakte und Interessen entgegengewirkt werden.

Primäre Prävention bedeutet einerseits, mit Früherkennungsuntersuchungen (z. B. Krebsvorsorge) Vorstadien oder Risiken zu erkennen und zu behandeln, um so den Ausbruch von Krankheiten zu verhindern oder zu begrenzen. Zur primären Prävention gehört es andererseits, bekannte Risikofaktoren, wie z. B. Übergewicht oder hoher Blutdruck, zu behandeln und auf diese Weise eine Erkrankung, wenn nicht zu verhindern, so doch zu verzögern.

Bei der sekundären Prävention wird die Vermeidung von Folgeerkrankungen und Komplikationen bei bereits bestehenden Erkrankungen angestrebt, wie z. B. der Gebrechlichkeit, der Muskelschwäche oder dem Diabetes.

Oft liegen im Alter mehrere Krankheiten gleichzeitig vor. Die Herausforderungen, die damit verbunden sind, und die Herangehensweise werden im Kap. 4 (Vorgehen bei *Multimorbidität*) dargestellt.

Nicht zuletzt geht das Buch auf die Lebensqualität, die Ernährung und die psychisch-geistige Widerstandskraft (Resilienz) im Alter ein. Des Weiteren werden die Erkenntnisse zur Fahrtauglichkeit und die Vermeidung von Verkehrsunfällen älterer Menschen diskutiert.

Die empfohlenen Maßnahmen sind von den Autoren kritisch bewertet worden, v. a. im Hinblick auf die Umsetzbarkeit im Alter, insbesondere wenn körperliche und/oder geistige Einschränkungen bestehen.

Wie ein roter Faden zieht sich die Sinnhaftigkeit eines gesunden Lebensstils durch alle Kapitel, wohlwissend, dass dieser dem Leser einiges abverlangt, sich aber lohnt.

Wir wünschen, dass dieses Buch dazu beiträgt, den noch jüngeren und schon älteren Menschen zu helfen, ihre körperliche, geistige und seelische Gesundheit zu pflegen und zu erhalten.

Roland Hardt
Theodor Junginger
Monika Seibert-Grafe

Mainz, Deutschland
Sommer 2019

Inhaltsverzeichnis

Autorenverzeichnis

Hans Konrad Biesalski Universität Hohenheim, Ernährungswissenschaften, Deutschland

Katharina Böhm Urologische Klinik, Universitätsmedizin Mainz der Johannes Gutenberg-Universität Mainz, Mainz, Deutschland

Wolfgang Fastenmeier Psychologische Hochschule Berlin (PHB), Berlin, Deutschland

Andreas Fellgiebel Zentrum für psychische Gesundheit im Alter (ZpGA), Landeskrankenhaus (AöR), Mainz, Deutschland

Peter R. Galle I. Medizinische Klinik und Poliklinik, Universitätsmedizin Mainz der Johannes Gutenberg-Universität Mainz, Mainz, Deutschland

Donya A. Gilan Deutsches Resilienz Zentrum (DRZ) gGmbH i.G., Klinik für Psychiatrie und Psychotherapie, Universitätsmedizin Mainz der Johannes Gutenberg-Universität Mainz, Mainz, Deutschland

Stephan Grabbe Hautklinik, Universitätsmedizin Mainz der Johannes Gutenberg-Universität Mainz, Mainz, Deutschland

Axel Haferkamp Urologische Klinik, Universitätsmedizin Mainz der Johannes Gutenberg-Universität Mainz, Mainz, Deutschland

Roland Hardt Abteilung für Geriatrie, Universitätsmedizin der Johannes Gutenberg-Universität Mainz, Mainz, Deutschland

Isabella Helmreich Deutsches Resilienz Zentrum (DRZ) gGmbH i.G., Klinik für Psychiatrie und Psychotherapie, Universitätsmedizin Mainz der Johannes Gutenberg-Universität Mainz, Mainz, Deutschland

Theodor Junginger Medizinische Gesellschaft Mainz e.V., Mainz, Deutschland

Klaus Lieb Deutsches Resilienz Zentrum (DRZ) gGmbH i.G., Klinik für Psychiatrie und Psychotherapie, Universitätsmedizin Mainz der Johannes Gutenberg-Universität Mainz, Mainz, Deutschland

Caroline M.T. Mann Hautklinik der Universitätsmedizin Mainz der Johannes Gutenberg-Universität Mainz, Mainz, Deutschland

Christoph Matthias Hals-, Nasen-, Ohren-Klinik und Poliklinik, Universitätsmedizin Mainz der Johannes Gutenberg-Universität Mainz, Mainz, Deutschland

Helmut Neumann I. Medizinische Klinik und Poliklinik, Universitätsmedizin Mainz der Johannes Gutenberg-Universität Mainz, Mainz, Deutschland

Paul-Rolf Preußner Augenklinik, Universitätsmedizin Mainz der Johannes Gutenberg-Universität Mainz, Mainz, Deutschland

Gerhard Schulz I. Medizinische Klinik, Universitätsmedizin Mainz der Johannes Gutenberg-Universität Mainz, Mainz, Deutschland

Monika Seibert-Grafe Medizinische Gesellschaft Mainz e.V., Mainz, Deutschland

Kathrin Stewen Frauenklinik, Universitätsmedizin Mainz der Johannes Gutenberg-Universität Mainz, Mainz, Deutschland

Florian Thieringer I. Medizinische Klinik, Universitätsmedizin Mainz der Johannes Gutenberg-Universität Mainz, Mainz, Deutschland

Susanne Thomczyk Zentrum für Orthopädie und Unfallchirurgie, Universitätsmedizin Mainz der Johannes Gutenberg-Universität Mainz, Mainz, Deutschland

Matthias Weber I. Medizinische Klinik, Universitätsmedizin Mainz der Johannes Gutenberg-Universität Mainz, Mainz, Deutschland

Jascha Wiechelt Otto-Fricke-Krankenhaus, Bad Schwalbach, Deutschland

1

Einführung – Charakteristik des Alters und Demografie

Roland Hardt und Andreas Fellgiebel

Inhaltsverzeichnis

1.1 Was ist Alter?

Roland Hardt

Alter ist zunächst einmal ganz wertfrei eine chronologische Angabe. Nicht selten werden Personen oder Gegenstände bereits bei ihrer Nennung, z. B. durch Angabe ihres Entstehungsjahrgangs mit einer Altersangabe konnotiert.

R. Hardt (✉)
Universitätsmedizin der Johannes Gutenberg-Universität Mainz,
Mainz, Deutschland
e-mail: roland.hardt@unimedizin-mainz.de

A. Fellgiebel
Zentrum für psychische Gesundheit im Alter (ZpGA), Landeskrankenhaus (AöR),
Mainz, Deutschland

© Springer-Verlag GmbH Deutschland, ein Teil von Springer Nature 2019
R. Hardt et al. (Hrsg.), *Prävention im Alter – Gesund und fit älter werden*,
https://doi.org/10.1007/978-3-662-56788-3_1

Auch dies mag zunächst neutral erscheinen, erhält jedoch relativ rasch durch begleitende Attribute einen wertenden Charakter. Dies kann sowohl eine negative Charakterisierung, z. B. veraltet bedeuten, aber auch durchaus positive Konnotationen durch Begriffe wie gereift oder klassisch enthalten.

Die Wahrnehmung von Alter ist daher in den seltensten Fällen neutral oder gar objektiv, sondern meist bewusst oder unbewusst durch eine wertende Wahrnehmung geprägt: Wenn wir in der Folge von Alter sprechen, und das ist der Inhalt dieses Bands, muss uns bewusst sein, dass allein der Begriff des Alters bereits unterschiedlichste und auch unterschiedlichst bewertete Assoziationen hervorruft. Es darf sicher angenommen werden, dass ein langes Leben für die meisten Menschen erstrebenswert ist. Die Tatsache, dass man darüber, zumindest im chronologischen Sinn, zwangsläufig alt werden muss, führt jedoch bereits zu diversen semantischen Abwehrreaktionen. Der Begriff der ewigen Jugend erscheint hier noch romantisierend harmlos. Der Begriff des Anti-Aging zeugt jedoch bereits von grimmiger Kampfbereitschaft, das Unvermeidliche doch noch abwenden zu wollen. Ist schließlich die Einsicht eingekehrt, dass dieses Unterfangen letztlich doch zum Scheitern verurteilt ist, wird das Alter selbst verbal zunehmend verschleiert: aus alten Menschen werden schließlich Senioren (eigentlich nur die lateinische Übersetzung) oder aber Best Agers oder Golden Agers.

Auch soziokulturelle Unterschiede prägen den Blick auf das Alter in hohem Maß. Bereits in der Antike finden sich hier die unterschiedlichsten Reaktionsmuster. Während in Sparta der Rat der Geronten (sic!), eine Versammlung der über 60-Jährigen, das Sagen hatte und die Politik bestimmte, pflegten die Athener bereits einen durchaus neuzeitlichen Jugendlichkeitskult. Dies scheint heute auch eher dem Zeitgeist zu entsprechen. In der Fernsehwerbung endet die relevante Zielgruppe bei einem Lebensalter von 49 Jahren und auch Produkte für ältere und alte Menschen werden ausnahmslos mit jungen oder jung gebliebenen Protagonisten beworben. Ein Automobil der Oberklasse verfügt heute über multiple Assistenzsysteme (Bremsassistent, Spurassistent, Müdigkeitserkennung und vieles andere mehr), die eigentlich geeignet sind, ältere Menschen mit sensorischen und motorischen Einschränkungen beim Fahren zu unterstützen. Niemand käme jedoch auf die Idee, diese Fahrzeuge (Freude am Fahren!) ausgerechnet mit ihrer Alterstauglichkeit zu bewerben.

Wir wollen in diesem Band, der sich der Gesunderhaltung älterer Menschen widmet, versuchen darzustellen, wie es möglich ist – trotz altersbedingter Risiken und Einschränkungen – Gesundheit zu erhalten, um gesund alt zu werden.

Einer der Nestoren der Deutschen Gesellschaft für Geriatrie, Prof. Dr. Erich Lang aus Erlangen, hat Anfang des Jahrtausends dem Anti-Aging-Gerede mutig den Begriff des Pro-Aging entgegengesetzt und in diesem Sinn wollen wir unser Buch verstanden wissen: Natürliche Alterungsprozesse, die unvermeidlich sind, müssen von spezifischen, alterskorrelierten Risiken abgegrenzt werden, die im Einzelfall vermeidbar oder kontrollierbar sind. Die Einsicht in das Unvermeidbare bedeutet nicht das Ergeben in Nihilismus, sondern macht den Blick frei auf rational erreichbare Ziele. Prävention bedeutet in diesem Zusammenhang also nicht, dem Alter als solchem vorzubeugen, sondern durch Früherkennung und Abwenden vermeidbarer Risiken (primäre Prävention) möglichst gesund alt zu werden. Und es geht in vielen Fällen auch um die Vermeidung von Krankheitsfolgen durch die Kontrolle und Modulation behandelbarer, meist chronischer Erkrankungen im fortgeschrittenen Lebensalter.

1.2 Demografischer Wandel – Veränderung der Altersstruktur der Bevölkerung

Roland Hardt

Der sog. demografische Wandel bestimmt mittlerweile nahezu alle gesundheitspolitischen, sozialpolitischen, aber auch wirtschafts- und strukturpolitischen Diskussionen. Dieser gesellschaftlichen Umwälzung liegen im Wesentlichen zwei Entwicklungen zugrunde:

Die Geburtenrate ist in Deutschland niedriger als die Sterberate mit der Folge einer abnehmenden Bevölkerungszahl bei gleichzeitig zunehmendem Alter der Bewohner. In Industrienationen wird ein kontinuierlicher Zuwachs der Lebenserwartung beobachtet. Die Zunahme der zu erwartenden Lebensspanne beträgt etwa drei Monate pro Jahr, was bisher dazu geführt hat, dass sich die Lebenserwartung Neugeborener mehr als verdoppelt und für neugeborene Mädchen nunmehr über 80 Jahre beträgt.

Neben den Fortschritten in der medizinischen Versorgung trägt die Verbesserung der sozioökonomischen Verhältnisse (Hygiene, sauberes Trinkwasser, Luftqualität, Wohnsituation, Ernährung, Erleichterungen in der Arbeitswelt, Erholungszeiten) zu dieser Entwicklung bei. Schließlich wird auch ein verbesserter Bildungsstand ursächlich mit der Verlängerung der Lebenserwartung in Zusammenhang gebracht. Nicht zuletzt hat auch eine seit 1945 anhaltende Friedensperiode im Großteil der Industrienationen zu einer Erhöhung der statistischen Lebenserwartung beigetragen.

Es wird derzeit diskutiert, ob der sog. westliche Lebensstil mit einem Überangebot an Nahrungsmitteln sowie einer Abnahme der körperlichen Aktivität und daraus resultierend einem hohen Anteil übergewichtiger

Menschen den weiteren Anstieg der Lebenserwartung bereits zum Stillstand bringt oder gar zu einer Trendumkehr führt. Hochrechnungen basieren jedoch (korrekterweise) auf einem anhaltenden Trend und prognostizieren eine deutliche Zunahme älterer und hochbetagter Menschen für die nächsten drei bis vier Jahrzehnte.

Ein weiterer wichtiger Faktor, der die Alterszusammensetzung unserer Gesellschaft in der Zukunft wesentlich beeinflusst, ist das Reproduktionsverhalten der Menschen. Nach einem Anstieg der Geburtenzahlen in den 1950er- und frühen 1960-Jahren (Babyboom) ist es seit Mitte der 1960er-Jahre des vergangenen Jahrhunderts in nahezu allen Industrienationen zu einem deutlichen Rückgang der Geburtenraten trotz Zunahme der Menschen in reproduktionsfähigem Alter gekommen. Über viele Jahre sank die Geburtenrate auf Werte bis unter 1,2 Geburten pro Frau in gebärfähigem Alter; etwa 2,2 Geburten wären zu einer konstanten Erhaltung von Zahl und Altersstruktur der Bevölkerung notwendig. Auch wenn derzeit wieder ein deutlicher Anstieg der Geburtenrate zu verzeichnen ist, sind die demografischen Auswirkungen aufgrund der deutlich rückläufigen Zahl reproduktionsfähiger Menschen relativ gering. Selbst eine deutliche Zunahme der Immigration würde diese Entwicklung nur wenig beeinflussen, denn die Zugewanderten unterliegen natürlichen denselben Alterungsprozessen.

Zur Mitte des 21. Jahrhunderts wird es einen hohen Anteil älterer und hochaltriger Menschen (ehemalige Babyboomer) und eine relativ schmale Basis von jüngeren und jungen Erwachsenen geben. Jeder dritte Deutsche wird dann bereits das 60. Lebensjahr vollendet haben, jeder vierte das 65. Lebensjahr. Noch schneller steigt jedoch die Zahl der über 80-Jährigen (Abb. 1.1).

Dieser Umschichtungsprozess in der Altersstruktur unserer Bevölkerung wird auf allen Ebenen unseres gesellschaftlichen Zusammenlebens gravierende Folgen haben. Die Probleme für unsere sozialen Sicherungssysteme werden zwar heftig diskutiert, die Lösung wird jedoch meistens in die Zukunft verschoben. Bereits jetzt konkurriert die Wirtschaft um die weniger werdenden gut ausgebildeten oder ausbildungsfähigen jungen Menschen und besinnt sich langsam aber sicher auf die Fähigkeiten älterer Arbeitnehmer, derer man sich bis vor wenigen Jahren noch tunlichst zu entledigen versuchte.

Unsere medizinischen Versorgungssysteme werden sich einer zunehmenden Zahl von alten und multimorbiden Menschen gegenüber sehen, für die eine spezifische und ökonomisch tragbare Versorgung auf- und ausgebaut werden muss. In der pflegerischen Versorgung von alten Menschen zeichnet sich bereits jetzt ein Engpass, wenn nicht sogar Notstand aus. Die Vermeidung bzw. die Hinauszögerung dauerhafter Pflegebedürftigkeit ist daher aus zweierlei Gründen ein vorrangiges medizinisches und gesellschaftliches Ziel.

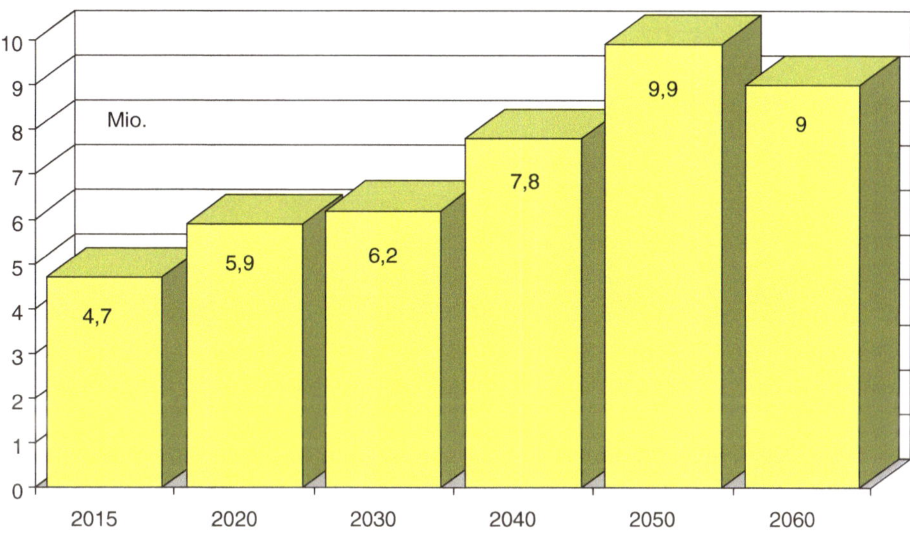

Abb. 1.1 Einwohner 80 Jahre und älter in Deutschland (Ergebnisse der 13. koordinierenden Bevölkerungsberechnung; Statistisches Bundesamt [Destatis] 2018 – aktualisierte Variante 2-A, Basis 2015)

Zum einen geht es um die Erhaltung bzw. Wiederherstellung individueller Autonomie und damit von Lebensqualität. Auf gesellschaftlicher Ebene gebietet die knapper werdende Ressource Pflege, die Zahl der Pflegebedürftigen und die notwendige Pflegedauer möglichst gering zu halten.

1.3 Physiologie des Alterns – Alternskonzepte

Roland Hardt

Wie jedes andere Lebewesen ist auch der Mensch verschiedenen Lebenszyklen unterworfen, die sich von der Geburt an in groben Zügen in Kindheit, Adoleszenz und Jugend mit Beginn der Reproduktionsfähigkeit, frühes und spätes Erwachsenenalter sowie Alter, Involution und schließlich Tod gliedern lassen.

Unabhängig von der dramatischen Verlängerung seiner Lebenserwartung in den vergangenen 120 Jahren erreicht der Mensch im Alter um die 20 bereits die „Blüte seiner Jahre". Danach beginnt für nahezu alle Organsysteme und Funktionsreserven bereits eine Phase der kontinuierlichen und weitgehend irreversiblen Involution (natürliche Degeneration von Geweben und Organen). Dieser Funktionsverlust bzw. diese Einbuße an Reserven beträgt bereits physiologischerweise, d. h. ohne das Hinzutreten krankhafter Prozesse etwa 1 % des Maximalwerts pro Lebensjahr. Dies gilt z. B. für die maximale Sauerstoffaufnahmekapazität als Maß der körperlichen Leistungsreserven, für die glomeruläre Filtrationsrate als Maß der Nierenfunktion oder die Muskelkraft und das Herzminutenvolumen. Aufgrund der relativ hohen Leistungsreserven verläuft dieser Prozess lange Zeit unbemerkt oder kaum wahrnehmbar. Dies bedeutet jedoch auch, dass ein Sportler mit 35 oder 40 Lebensjahren vielleicht noch in einer Ausdauersportart halbwegs konkurrenzfähig sein kann, aber nicht mehr, wenn es um kurzzeitige Spitzenleistungen, beispielsweise beim 100-Meter-Lauf, geht. Einem unsportlichen oder nach einer Krankheit oder Verletzung rekonvaleszenten 40-Jährigen kann es vielleicht noch gelingen, sich an das Niveau eines sportlicheren Altersgenossen heranzutrainieren. Die körperliche Leistungsfähigkeit eines 25-Jährigen wird er jedoch auch durch die verbissensten Anstrengungen nicht mehr erreichen.

Ursächlich sind im Wesentlichen nachlassende Reparatur- und Regenerationsmechanismen des Organismus. Auf molekularbiologischer Ebene geschieht dies bei der Transkription der DNA. Hier kann eine kontinuierliche Abnahme der Länge der Telomere beobachtet werden, vereinfacht ausgedrückt der Schutzkappen der DNA-Stränge, bis nach deren völligen Verlust die DNA-Transkription zum Erliegen kommt und einzelne Körperzellen absterben (Apoptose). Dieser Telomerverlust scheint zum einen genetisch determiniert, unterliegt zum anderen aber auch Umwelteinflüssen, von denen längst nicht alle bekannt sind. Ebenso scheinen oxidativer Stress sowie chronisch entzündliche Prozesse mit (vorzeitigem) Alter vergesellschaftet zu sein. Auch der sozioökonomische Status hat einen wesentlichen Einfluss auf die Lebenszeit, die Lebensqualität und die Gesundheit des Menschen.

Dabei greift ein reines Defizitmodell des Alterns viel zu kurz. Zwar verliert der Mensch im Lauf seines Lebens deutlich an Schnelligkeit, gewinnt hierfür jedoch an Erfahrung und kann vieles durch Handlungsroutine kompensieren. Eine Abgeklärtheit im Denken bewahrt den älteren Menschen nicht selten vor allzu vorschnellen Entschlüssen. Nicht ohne Grund sprechen wir von einer Weisheit des Alters. Darüber hinaus verfügt auch der alte Organismus noch über eine ungeahnte Plastizität, was z. B. anhand der rehabilitativen Möglichkeiten auch bei alten Schlaganfallpatienten abgelesen werden kann. Ihre Gelassenheit versetzt alte Menschen häufig in die Lage, wieder entspannter mit der Enkelkindergeneration zu kommunizieren, als die angespannte Elterngeneration dazu in der Lage ist. Ein Großteil der ehrenamtlich geleisteten Arbeit in unserer Gesellschaft ist ohne die älteren Mitbürger unvorstellbar.

Insgesamt hat sich mit steigender Lebenserwartung auch das Bild des Alters und des Alterns entscheidend gewandelt. Während noch in der frühen Nachkriegszeit ein Mensch über 50 Jahre durchaus als alt galt, würde sich heute niemand mehr in dieser Altersklasse so bezeichnen. Nach dem Ende des Berufslebens stehen den Menschen heute noch durchaus weitere 10–15 Jahre aktiver Lebenszeit zur Verfügung. Bereits in den 1980er-Jahren wurde für diese Generation der Begriff der neuen Alten geprägt. Auch das Selbstbild der Alten hat sich in diesem Zeitraum entscheidend gewandelt. War die Kriegsgeneration noch durchaus bereit und in der Lage, vordergründig Unvermeidliches klaglos zu erdulden und sich mit der ihnen zugedachten Altersrolle abzufinden, dringt nunmehr mit den Alt-68ern eine Generation in höhere Altersklassen vor, die es durchaus gewohnt ist, ihre spezifischen Interessen klar zu formulieren und durchzusetzen. Die aktuellen Rentenbeschlüsse zeigen, dass die Politik diese Veränderung bereits sehr deutlich wahrgenommen hat und tunlichst zu vermeiden versucht, eine immer wichtiger werdende Wählergruppe zu verprellen.

Nun hat sich der Mensch als wahrscheinlich einziges Lebewesen, das seinen Tod antizipieren (und damit fürchten) kann, seit jeher Gedanken gemacht, wie das Altern hinauszuzögern, zu verhindern oder gar umzukehren sein kann – bis hin zum Traum der ewigen Jugend. Auch alle bekannten medizinischen Aufzeichnungen, sei es bei den alten Ägyptern, sei es in der chinesischen Medizin und auch der Medizin der Neuzeit, haben sich von Beginn an mit dieser Fragestellung befasst. Dabei kann noch nicht einmal erklärt werden, warum der Mensch so alt wird wie dies bei vielen zurzeit der Fall ist. Wenn im Darwin'schen Sinn das oberste biologische Prinzip die Erhaltung der Art ist, hätte der Mensch spätestens mit Erreichen der Geschlechtsreife seiner eigenen Nachkommen also mit etwa 30–40 Jahren seinen biologischen Sinn erfüllt. Warum er mehr als doppelt so alt wird, ist zumindest mit der Theorie von der Erhaltung der Art nicht mehr zu erklären. Allenfalls die Betreuung der Enkel innerhalb der Sippe könnte einen evolutionären Fortschritt dargestellt haben, woraus sich noch ein Aufschlag von 10 bis 15 Jahren errechnen ließe. Aufgrund seiner genetischen Ausstattung scheint jedoch jeder Mensch über eine biologisch maximal erreichbare Lebensspanne zu verfügen, die sich durch äußere Einflüsse mehr oder weniger modulieren lässt. Sinnvolle Prävention bedeutet in diesem Zusammenhang, diese mögliche Spanne bei möglichst guter Gesundheit und körperlichem und seelischem Wohlbefinden auszuschöpfen.

Die Suche nach dem Jungbrunnen ist hier bisher jedoch erfolglos geblieben. Konzepte, dem postulierten oxidativen Stress durch entsprechende Antioxidanzien, z. B. Vitamin C, Vitamin E, Betacarotin und anderen zu begegnen, haben sich trotz teilweiser sehr hoher Dosierungen nicht bewährt. Die chronische Einnahme entzündungshemmender Präparate, wie z. B. Azetylsalizylsäure hat sich in der Primärprävention ebenfalls nicht bewährt. Gleiches gilt für die große Bandbreite teils heftig beworbener Spurenelemente, Pflanzenextrakte oder gar Präparate tierischer Herkunft, häufig aus Fernost und obskuren Inhalts.

Eingriffe in das Genom des Menschen sind mittlerweile denkbar und werden diskutiert. Letztlich geht es um die Erhaltung der DNA-Transkription und damit der unendlichen Reproduzierbarkeit der Zellen und die Ausschaltung der Apoptose (Zelltod). Doch Vorsicht ist geboten: Wir kennen bereits solche unsterblichen Zellen – aber das sind Krebszellen.

Im Grunde bleibt nur der Ratschlag, möglichst gesund zu leben, aber was bedeutet das?

Neben einer gesunden und ausgewogenen Ernährung wird hier gerne die Vier-L-Formel empfohlen:

Laufen, Lernen, Lachen, Lieben.

Die Menschen sollen sich also möglichst viel bewegen, geistig aktiv bleiben, sich ihren Humor erhalten und ihre sozialen Kontakte pflegen. Das ist im Alter aber nicht immer so einfach:

Wie erkläre ich das mit dem Laufen dem alten Mann mit der Polyarthrose, wenn gleichzeitig Altersgrenzen für die Implantation einer Endoprothese diskutiert werden?

Wie ist das mit dem Lernen in der Frühphase einer Demenz vom Alzheimer-Typ, wenn uns der Einsatz von Antidementiva zu teuer wird?

Und wie erkläre ich das mit dem Lachen und dem Lieben einer 82-jährigen Frau, die nach 55 Jahren Ehe vor wenigen Wochen den geliebten Mann verloren hat?

Die Beispiele zeigen, dass wir es bei einem alten Menschen nicht mehr mit einem sozusagen unbeschriebenen Blatt zu tun haben, von dem wir durch wirksame präventive Maßnahmen alle schädlichen Einflüsse fernhalten können. Viele haben in ihrem bereits lange gelebten Leben den einen oder anderen Kratzer abbekommen und es haben sich bereits auch einige Gebrechen angesammelt. Wir müssen die Menschen mit unserem Präventionsgedanken also dort abholen, wo sie gesundheitlich stehen. Es kann also nicht immer nur um Primärprävention (die Vermeidung von Erkrankungen) gehen. Häufiger geht es darum, die Verschlimmerung bereits bestehender (chronischer) Krankheiten zu verhindern oder hinauszuzögern oder das Auftreten von Folgeerkrankungen zu vermeiden, also um Sekundärprävention. Unter Tertiärprävention schließlich verstehen wir die Aufhebung von Krankheitsfolgen, also meist funktionelle Verbesserungen im Sinn von Rehabilitation.

1.4 Neurobiologie des gesunden Alters

Andreas Fellgiebel

1.4.1 Biologische Mechanismen der normalen Neurodegeneration

Kognitives Altern ist keine Krankheit und führt keinesfalls zwangsläufig zur Demenz. Die Basis für unsere kognitive Leistungsfähigkeit bilden neuronale Netzwerke im Gehirn, die uns eine dynamische Anpassung an ständig neue Umweltbedingungen ermöglichen sowie eine angemessene Steuerung unseres Verhaltens, sozusagen top-down. Ein für unsere spezifisch menschlichen Fähigkeiten zentrales Gehirnareal ist das Frontalhirn. Hier liegen wesentliche Netzwerkstrukturen zur Bereitstellung von Arbeitsgedächtnis, planendem Denken und Handeln (exekutive Funktionen), Aufmerksamkeitsprozessen, Emotionsregulation und Impulskontrolle. Erstaunlicherweise ist es nicht die relative Größe des Frontalhirns (im Verhältnis zu anderen Hirnarealen), wodurch wir uns von anderen Primaten unterscheiden, sondern der Volumenanteil der sog. weißen Substanz, d. h. der Nervenfasern des Frontalhirns, der beim Menschen etwa 20 % größer ist als bei den uns nächstverwandten Affen (Sherin und Bartzokis 2011). Dieses evolutionäre Entwicklungsprinzip bei der Höherentwicklung des zentralen Nervensystems, nämlich die relative stärkere Zunahme der Nervenfasern (und der Gliazellen, die die Myelinisierung der Faserverbindungen ermöglichen) im Vergleich zu den Nervenzellen, sehen wir auch bei der Gehirnentwicklung über die menschliche Lebensspanne: Die Zahl der kortikalen Nervenzellen schwindet bis in die Adoleszenz stark und im Erwachsenenalter lässt sich weiter ein leichter Rückgang der sog. grauen Substanz beobachten, während Faserverbindungen und deren Myelinisierung messbar ansteigen bis etwa zum 60. Lebensjahr. Die beste Güte der Faserverbindungen und damit die optimale strukturelle Konnektivität (Vernetzung) der für die höheren Hirnleistungen zuständigen Areale scheint zwischen dem 20. und 40. Lebensjahr zu liegen (Lebel et al. 2012).

Die Funktionalität unserer höheren Hirnleistungen hängt im Wesentlichen von der strukturellen und funktionellen Konnektivität der für die Hirnleistungen relevanten Gehirnareale ab, die wiederum durch die Faserverbindungen und deren Myelinisierung (weiße Substanz) strukturell bestimmt werden.

Im Alter kommt es zu einem Rückgang der Faserverbindungen und der Myelinisierung. Dabei altern die frontalen Assoziationskortizes (Areale der Großhirnrinde, die Informationen mehrerer Sinneskanäle verarbeiten, die also nicht primär dem motorischen oder sensorischen Kortex zugerechnet werden) als evolutionsgeschichtlich jüngste Areale zuerst, das Gehirn altert also von vorne nach hinten, man spricht von einem strukturellen anterior-posterior Gradienten des Alterns (Sullivan et al. 2010). Parallel zu diesem größtenteils genetisch bedingten biologischen Alterungsprozess des zentralen Nervensystems vollziehen sich ebenfalls Veränderungen der zerebralen Durchblutung, insbesondere in der sog. Mikrozirkulation, den kleinsten Blutgefäßen, den Kapillaren (Sorond und Lipsitz 2011). Alterungsprozesse, verstärkt durch die vaskulären Risikofaktoren (z. B. Herz-Kreislauf Erkrankungen, hoher Blutdruck, erhöhte Fettwerte, Diabetes und Rauchen), führen zu einer Dysfunktion der Hirngefäße (des zerebralen Endothels) und damit zur zunehmenden Unfähigkeit des zerebralen Gefäßsystems, die aktivitätsbezogenen, metabolischen Anforderungen der neuronalen Netze zu erfüllen. Es entwickelt sich eine diffuse Veränderung der kleinen Gefäße (Arteriopathie oder Mikroangiopathie), die mit Ödem, Neuronenverlust, Demyelinisierung und Gliose (Vermehrung von *Gliazellen*, die den Raum, aber nicht die Funktion der zerstörten Nervenzellen einnehmen) einhergeht. Davon sind hauptsächlich die tiefe weiße Substanz und die periventrikulären Areale des Gehirns betroffen. Die Änderungen lassen sich in speziellen Magnetresonanztomografie(MRT)-Aufnahmen als helle, weiße Flecken („white matter hyperintensities") darstellen (Abb. 1.2).

In der Rotterdam Studie wurde bei 1077 kognitiv gesunden Älteren zwischen 60 und 90 Jahren (Durchschnittsalter 72,4 Jahre) die kognitive Leistungsfähigkeit untersucht und eine strukturelle MRT-Bildgebung durchgeführt. Von diesen gesunden älteren Studienteilnehmern zeigten 80 % „white matter hyperintensities" (de Leeuw et al. 2001).

Die klinischen Merkmale, die mit diesem typischen Muster zerebrovaskulärer Veränderungen assoziiert sind und sich besonders bei älteren Menschen mit zusätzlichen vaskulären Risikofaktoren (s. oben) entwickeln, sind Denk- und Gangverlangsamung, exekutive Funktionsstörungen sowie Depressionen. Sie wurden auch als mikrovaskuläres, frontal-subkortikales Syndrom beschrieben (Pugh und Lipsitz 2002). Eine bevölkerungsbasierte Untersuchung bestätigte diese Symptome bei 17 % der Älteren mit vaskulären Risikofaktoren (Hajjar et al. 2009).

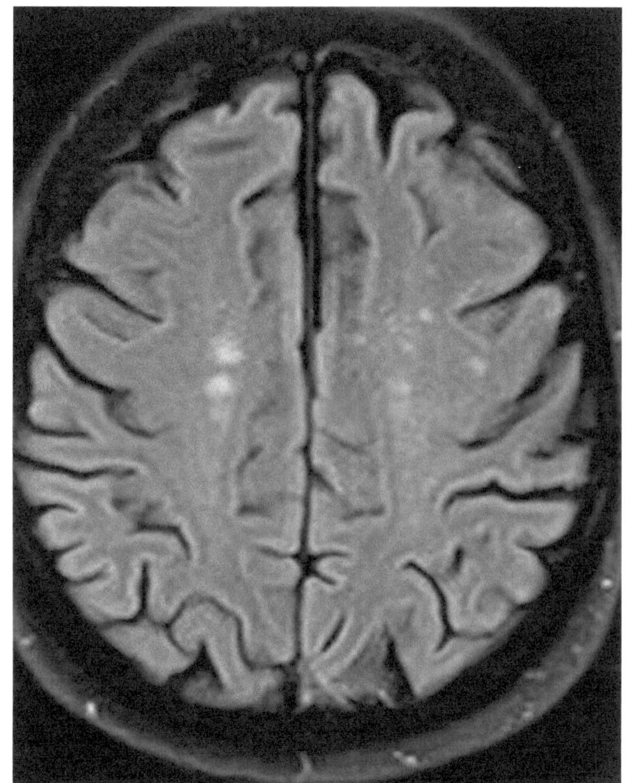

Abb. 1.2 Fluid-attenuated-inversion-recovery(FLAIR)-Sequenz-Magnetresonanztomogramm eines Schädels: Mikroangiopathische Veränderungen (weiße Flecken) im Rahmen des gesunden Alterns bei einer 75-jährigen Frau (A. Fellgiebel)

1.4.2 Alterstypische Veränderungen der geistigen Leistungsfähigkeit

Basierend auf den oben dargestellten neuronalen und zerebrovaskulären Veränderungen im Rahmen des gesunden Alterns lässt sich folgende Entwicklung eines kortikal-subkortikalen Phänotyps des Alters beschreiben:

Kognition: Es kommt primär zu einer Verlangsamung der Denkprozesse, beginnend mit der Reduktion der Güte der strukturellen Konnektivität; im hohen Leistungsbereich (etwa Leistungssport) schon nachweisbar jenseits des 30. Lebensjahrs. Bester Indikator für diesen Prozess ist die verlangsamte Psychomotorik (Hand-Auge-Koordination), messbar z. B. mit dem Trail-Making-Test A (TMT A; Abb. 1.3). Beim TMT A wird die Zeit in Sekunden gemessen, die ein Proband benötigt, um die Zahlen von Anfang bis Ende mit einem Stift zu verbinden. Sie stellt ein gutes Maß für die zerebrale

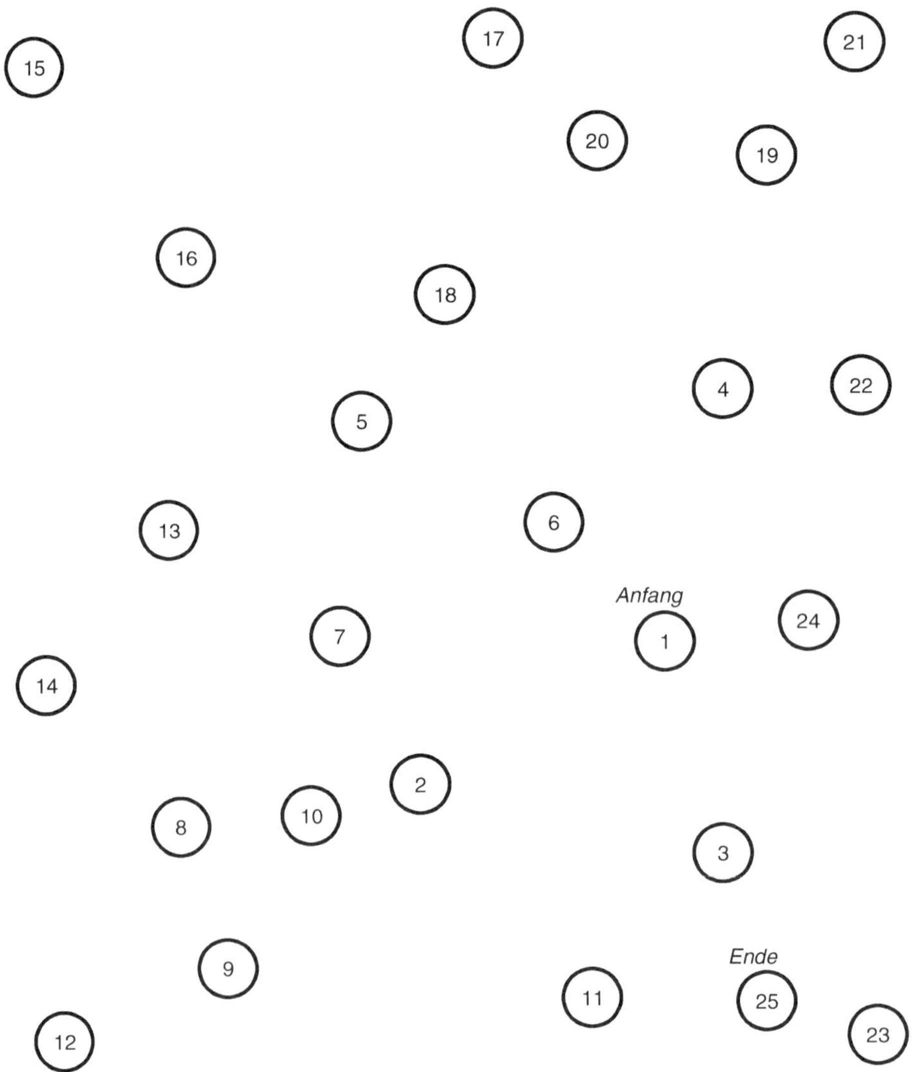

Abb. 1.3 Trail-Making-Test A (TMT A; aus Online-Plattform für die CERAD-plus Testbatterie https://www.memoryclinic.ch/de/main-navigation/neuropsychologen/cerad-plus/auswertungprogramme/cerad-plus-online/)

Verarbeitungsgeschwindigkeit dar, die im gesunden Altern deutlich nachlässt.

Mit zunehmendem Alter kommt es zu einer reduzierten Leistung des Arbeitsgedächtnisses (Fähigkeit, mentale Präsentationen vorzuhalten und zu bearbeiten, z. B. eine Zahlenreihe im Kopf herumzudrehen), der exekutiven Funktionen (planendes Denken und Handeln) und der komplexeren Aufmerksamkeitsprozesse. Auch das episodische Gedächtnis (Merkfähigkeit) lässt leicht nach. Demgegenüber bleiben die Funktionen der sog. kristallinen Intelligenz (z. B. Wortwissen) gut bis ins hohe Lebensalter erhalten (Salthouse 2010). Wichtig ist darauf hinzuweisen, dass diese Leistungseinbußen beim Gesunden nicht das Ausmaß einer kognitiven Beeinträchtigung (im Sinn von „mild cognitive impairment") oder einer Demenz annehmen. Dafür müssten weitere pathologische Prozesse, wie eine zerebrovaskuläre Erkrankung, eine Alzheimer-Erkrankung oder eine Altersdepression, hinzutreten.

Motorik: Es kommt zu einer Verlangsamung der Motorik, des Gangs und der alternierenden Bewegungen. Da für automatisch ablaufende axiale Funktionen des Stands, des Gangs, der Balance eine kognitive Steuerung notwendig ist, verwundert es nicht, dass eine reduzierte zentrale Steuerung der Motorik, etwa messbar an einer Gangverschlechterung (reduzierte Schrittlänge und Geschwindigkeit, Gangunsicherheit), i. d. R. auch mit eingeschränkten kognitiven (exekutiven) Leistungen vergesellschaftet ist (Cohen et al. 2016).

Affekt (Gemütserregung mit körperlichen Auswirkungen wie z. B. Anstieg von Blutdruck und Puls)**:** Wenn auch unzureichend untersucht, so können doch zwei gegenläufige Entwicklungen die veränderte Emotionsregulation im Alter ansatzweise erklären. Einerseits findet sich ein erhöhtes Depressionsrisiko bei Älteren mit hirnstrukturellen Veränderungen, insbesondere bei denjenigen mit ausgeprägten frontalen „white matter hyperintensities" und bei Patienten nach Schlaganfall. Erstaunlicherweise führen diese organischen Faktoren zusammen mit anderen stressassoziierten Faktoren, die das Risiko für eine affektive Störung erhöhen und im Alter häufig sind (chronische Erkrankungen und Multimorbidität; chronische Schmerzsyndrome; psychosoziale Veränderungen, die mit Selbstwertverlust, Isolation oder Einsamkeit einhergehen) nicht zu höheren Depressionsraten im Alter im Vergleich zu jüngeren Erwachsenen. Dies ist auf eine veränderte emotionale Verarbeitung bei Älteren unter Stressbedingungen zurückzuführen, deren neurobiologische Mechanismen erst ansatzweise erforscht sind. Trotz objektiv steigender Stressoren zeigen Ältere weniger emotionalen Stress und Depressivität als jüngere Erwachsene. Positive Eindrücke führen bei Älteren zu einer stärkeren emotionalen Aktivierung als negative Eindrücke; ein Phänomen, das in der Forschung auch als Positivitätseffekt bezeichnet wird (Charles und Carstensen 2014).

1.4.3 Erhöhte Anfälligkeit für neuropsychiatrische Störungen im Alter?

Die beschriebenen, altersassoziierten neurobiologischen und zerebrovaskulären Veränderungen bedingen den gesunden (normalen) Phänotyp, erhöhen aber auch das Risiko für relevante kognitive Störungen (bis hin zur Demenzentwicklung), für Gangstörungen mit Sturzgefährdung, für Blaseninkontinenz oder Schlaganfall. Zur Entwicklung dieser Erkrankungen tragen jedoch zusätzliche pathologische Faktoren, insbesondere vaskuläre Risikofaktoren oder neurodegenerative Prozesse bei. Andererseits scheint bei einer Aufrechterhaltung der normalen kognitiven und motorischen Leistungsfähigkeit im Alter ein großes Potenzial für eine Reduzierung der Erkrankungsanfälligkeit zu liegen. Wie eine Stärkung der Resilienz (Widerstandsfähigkeit) gegenüber pathologischem kognitivem Abbau für die Prävention von Demenzerkrankungen nutzbar gemacht werden könnte, zeigt Kap. 7.

Fazit

- Die normale biologische Alterung des Gehirns führt nicht zwangsläufig zur Demenz.
- Alterungsprozesse des Gehirns aufgrund von Durchblutungsstörungen können beeinflusst werden durch den Lebensstil (Ernährung, Bewegung, kein Nikotin, wenig Alkohol, Normalgewicht) und die effektive Behandlung von Bluthochdruck, Diabetes und Fettstoffwechselstörungen.
- Klinische Merkmale der physiologischen Alterung betreffen die Kognition (u. a. Verlangsamung der Denkprozesse), die Motorik (Verlangsamung von Gang und Bewegungen, Gangunsicherheit) und die psychische Verfassung.
- Die normalen altersbedingten Veränderungen stellen allerdings ein Risiko dar für Demenz, Zunahme von Gangstörungen und damit verbundene Sturzgefahr, Blasenfunktionsstörungen und Schlaganfall. Auch diese Entwicklung kann durch die Vermeidung oder Abschwächung der o. g. Risikofaktoren positiv beeinflusst werden.
- Die Aufrechterhaltung der normalen geistigen und motorischen Leistungsfähigkeit im Alter kann zu einer guten Lebensqualität und Widerstandsfähigkeit gegenüber Erkrankungen wesentlich beitragen.

1.5 Alter und Krankheit (Morbidität)

Roland Hardt

Seit dem Ende des 19. Jahrhunderts steigt die Lebenserwartung der Menschen in Deutschland kontinuierlich an. Auch für jetzt lebende ältere Menschen ist die Lebenserwartung weiter gestiegen. Wer als Mann ein Alter von 65 Jahren

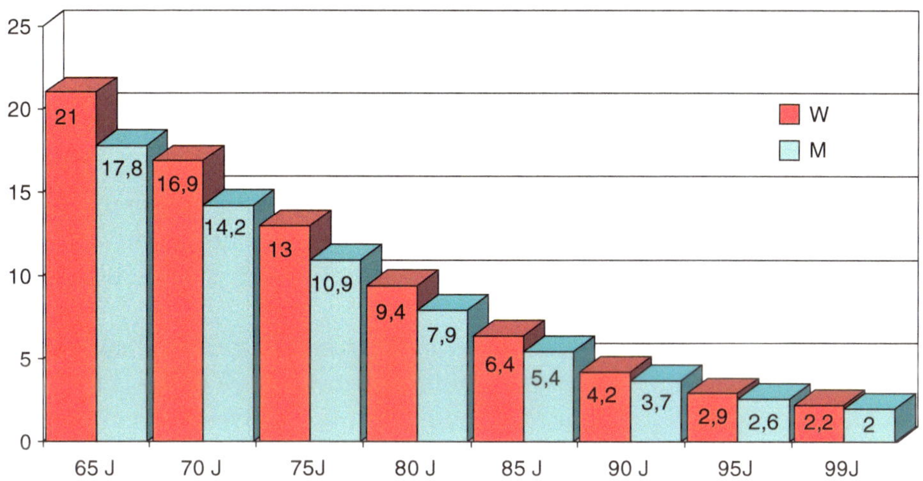

Abb. 1.4 Lebenserwartung der jetzt lebenden Menschen. M männlich; W weiblich (Statistisches Bundesamt Sterbetafeln von 2015/2017, veröffentlicht 2018)

erreicht, hat statistisch gesehen die Wahrscheinlichkeit, noch fast 18 Jahre weiterzuleben. Für 65-jährige Frauen ergeben sich statistisch 21 weitere Lebensjahre (Statistisches Bundesamt März 2018; Abb. 1.4).

Viele Menschen dürfen also eine lange und aktive Lebensspanne, verbunden mit hoher Lebensqualität erwarten. Viele Schriftsteller, die ihr Alter biografisch aufgearbeitet haben, weisen jedoch mit Recht daraufhin, dass Altwerden eine durchaus gefährliche Angelegenheit darstellt und letztendlich „nichts für Feiglinge" (Joachim, „Blacky" Fuchsberger) ist. Dieser Umstand liegt in der Tatsache begründet, dass das Alter für all das, was wir als sog. Zivilisationskrankheiten kennen, ein eigenständiger und unabhängiger Risikofaktor ist.

Das bedeutet, z. B. für den Bluthochdruck folgendes:

Wenn wir den Effekt von allen bekannten und beeinflussbaren Risikofaktoren, wie z. B. Überernährung, übermäßigen Kochsalzkonsum, Bewegungsmangel, Nikotinabusus und überhöhten Alkoholkonsum, mit statistischen Methoden herausrechnen, bleibt das Alter am Ende als eigenständiger, unabhängiger und nicht beeinflussbarer Risikofaktor übrig. Je älter eine Bevölkerungsgruppe ist, desto mehr Hochdruckkranke werden wir darin finden. Verschärft wird diese Entwicklung dadurch, dass die Rate der Hochdruckkranken mit dem Alter nicht linear, sondern exponentiell ansteigt. So wiesen z. B. 90 % der Patienten auf einer geriatrischen Schlaganfallstation eine arterielle Hypertonie auf.

Dieser altersassoziierte Anstieg der Erkrankungswahrscheinlichkeit findet sich auch bei allen weiteren Krankheiten, für die der Bluthochdruck selbst ein Risikofaktor darstellt, also vorrangig die koronare Herzerkrankung, die Herzinsuffizienz (Herzschwäche) sowie das Vorhofflimmern mit absoluter Arrhythmie der Herzschlagfolge und der Schlaganfall. Gleiches gilt für kognitive Beeinträchtigungen, vorwiegend die Demenz vom Alzheimer-Typ, bei der – von seltenen genetischen Dispositionen abgesehen – das Alter der derzeit einzige bekannte Risikofaktor ist. Langes Leben bedeutet auch Verschleiß an den Gelenken, sodass sich im hohen Alter kaum jemand ohne eine Gelenkarthrose findet.

Stürze mit teilweise erheblichen Verletzungen (z. B. Schenkelhalsfraktur) zeigen ebenfalls eine altersassoziierte und exponentiell ansteigende Häufigkeit, insbesondere weil disponierende Faktoren wie muskuläre Defizite (Sarkopenie), die Osteoporose sowie sensorische Einschränkungen (Sehverschlechterung, Gefühlsstörungen in den Füßen durch Nervenschädigung, Polyneuropathien) ebenfalls einen deutlichen Altersbezug aufweisen.

Nicht selten und natürlich auch mit einem klaren Altersbezug kommen im Verlauf eines langen Lebens mehrere Krankheiten und Risikofaktoren zusammen, sodass wir bei alten Patienten häufig dem Phänomen der Multimorbidität begegnen, bei dem vier, fünf oder auch mehr Erkrankungen gleichzeitig diagnostiziert und – wenn möglich – auch behandelt werden müssen (s. Kap. 4).

Damit kommen wir auch schon zur Frage, was wir überhaupt unter einem alten – geriatrischen – Patienten verstehen. Nach allgemeiner Übereinkunft (Definition der Europäischen Geriater von Malta, 2008) beginnt dies mit einem Alter von über 70 Jahren, wenn bereits mehrere Erkrankungen gegebenenfalls mit Krankheitsfolgen (z. B. Herzinfarkt) bestehen. Patienten über 80 Jahre gelten nach der Definition generell als geriatrisch; für ihre gesundheitlichen Obliegenheiten ist die Altersmedizin (Geriatrie) die zuständige medizinische Fachdisziplin. Damit ist auch die Zielgruppe für die Prävention und Früherkennung definiert, denn je älter die Menschen werden und je mehr (zunächst beherrschbare) Erkrankungen sie haben, desto größer wird das Risiko für gravierende Folgeerkrankungen.

Ein Paradebeispiel für eine solche Erkrankungskaskade ist der Schlaganfall. Das folgende Beispiel mag dies erläutern: Ein langjähriger Bluthochdruck hat z. B. zunächst zu einer Verdickung des Herzmuskels (Hypertrophie) geführt. Hierdurch kommt es zu einer Störung der diastolischen Füllung der linken Herzkammer und zu einer Druckbelastung des linken Herzvorhofs. Dieser dilatiert schließlich (erweitert sich). In der Folge tritt häufig ein Vorhofflimmern mit absoluter Arrhythmie auf, was schließlich zu einem mechanischen

Stillstand des linken Vorhofs führt und eine Blutgerinnselbildung (Thrombus) begünstigt. Wenn ein solches Gerinnsel nun vom Blutstrom mitgenommen wird und in eine hirnversorgende Arterie gelangt, verstopft diese und das von ihr abhängige Hirnareal wird von der Blutversorgung abgeschnitten, wodurch es zu einem Schlaganfall kommt.

Eine solche fatale Entwicklung kann prinzipiell verhindert werden, wenn durch einen gesunden Lebensstil (Ernährung, Sport, wenig Alkohol und kein Nikotin) ein Bluthochdruck verhindert wird oder die arterielle Hypertonie frühzeitig erkannt und konsequent behandelt wird. Leider weiß jedoch immer noch die Hälfte der Menschen mit hohem Blutdruck nichts von ihrer arteriellen Hypertonie und nur die Hälfte der bekannten Hypertoniker werden adäquat behandelt. Wäre dies auch in unserem Beispiel so geschehen, hätte unser Patient vielleicht mit 80 Jahren erstmals im Rahmen einer Hochdruckkrise mit Luftnot die Notaufnahme aufgesucht. Bei der Ultraschalluntersuchung des Herzens wäre vielleicht auch schon eine deutliche Verdickung des Herzmuskels (Hypertrophie) aufgefallen. Eine konsequente Blutdruckeinstellung über die nächsten Jahre hätte ihn vielleicht vor einer Verschlimmerung des Befunds bewahrt oder gar eine zumindest teilweise Rückbildung der Herzmuskelverdickung bewirkt. Vielleicht wäre er aber auch erst, nachdem er morgens mit hängendem Mundwinkel und einer Sprachstörung aufgewacht ist und unter dem Verdacht auf einen Schlaganfall notfallmäßig in einer Spezialabteilung zur Schlaganfallbehandlung (Stroke Unit) gelandet. Glücklicherweise haben sich die Symptome innerhalb der ersten Stunde zurückgebildet, sodass eine sog. transitorisch-ischämische Attacke (TIA) diagnostiziert wurde. Im Elektrokardiogramm (EKG) war eine absolute Arrhythmie bei Vorhofflimmern aufgefallen. Die Ultraschalluntersuchung des Herzens zeigte einen erheblich erweiterten linken Vorhof sowie eine deutliche funktionelle Störung der linken Herzkammer. Die im Anschluss durchgeführte Ultraschalluntersuchung des Herzens zeigte einen Thrombus im linken Vorhofteil, dem sog. Herzohr. Unter der umgehend eingeleiteten Therapie mit einem gerinnungshemmenden Präparat und der begleitenden Behandlung von Bluthockdruck und Herzinsuffizienz konnte der Patient die Klinik symptomfrei wieder verlassen. Weitere zerebrale Ereignisse sind in der Folge nicht mehr aufgetreten.

Das Beispiel zeigt, dass zunehmende Multimorbidität im Alter mit zunehmender Erkrankungsdauer zu einer deutlichen Risikosteigerung für gravierende Ereignisse führt. Es zeigt aber auch, dass es sich hierbei keineswegs um eine Einbahnstraße handelt, die unweigerlich in die Katastrophe mündet, sondern noch viele Möglichkeiten bestehen, die Risiken zu behandeln und die Katastrophe zu verhindern.

Die Bandbreite der Erkrankungen alter Menschen ist groß. Auch bei den über 80-Jährigen finden sich Menschen, die außer natürlichen Alterungserscheinungen (Faltenbildung der Haut durch Verlust an elastischen Bindegewebsfasern, Ergrauen der Haare und physiologische, also normale Einbußen ihrer Leistungsreserven) keinerlei krankhafte Veränderungen aufweisen. Es handelt sich dabei meist um Menschen mit entsprechender genetischer Disposition und einem gesunden Lebensstil. Am anderen Ende des Spektrums sind Patienten, die bereits früh mit erheblichen gesundheitlichen Einschränkungen leben müssen. Dies kann z. B. ein Patient mit einer neurodegenerativen Erkrankung wie dem Morbus Parkinson sein, der sich trotz adäquater Therapie nur noch sehr eingeschränkt bewegen und artikulieren kann. Oder es handelt sich um einen Patienten, der nach zwei durchlebten Herzinfarkten an einer schweren Herzinsuffizienz leidet und deshalb ohne Luftnot kaum eine Treppe steigen kann.

Im Mittelpunkt der Altersmedizin steht deshalb die Prävention, um die Gesundheit der Menschen so lange wie möglich zu erhalten und ein selbstständiges Leben zu ermöglichen. Dazu gehören ein gesunder Lebensstil, die Erkennung von Risiken und regelmäßige Vorsorgeuntersuchungen, bei denen z. B. ein beginnender Hypertonus erkannt und behandelt wird. Des Weiteren eröffnen die empfohlenen Vorsorgeuntersuchungen beim Gastroenterologen, beim Urologen (Männer) oder Gynäkologen (Frauen) die Chance einer Früherkennung von im Alter häufigen Tumoren (Darm-, Prostata-, Mammakarzinom) und eine kurative Therapie, also Heilung.

Welche präventiven medizinischen Ansätze ergeben sich aber in den beiden anderen geschilderten Fällen?

Beim Parkinsonpatienten wäre dies z. B. das gezielte Screening auf die typischen Schluckstörungen, denen mit einem spezifischen logopädischen Training und der Modifikation der Speisenkonsistenz begegnet werden kann. Hierdurch kann z. B. der in fortgeschrittenen Erkrankungsstadien häufigen Aspirationspneumonie vorgebeugt werden. Durch eine gezielte Untersuchung kann das Sturzrisiko des Patienten erfasst werden, was gegebenenfalls die Verordnung eines geeigneten Hilfsmittels (z. B. eines Rollators) zur Folge hat.

Der Herzinsuffizienzpatient kann z. B. durch eine Optimierung der medikamentösen Behandlung und dosiertes körperliches Training stabilisiert werden und erheblich an Lebensqualität hinzugewinnen. Durch die gezielte Suche nach, bei dieser Erkrankung häufig auftretendem Vorhofflimmern, kann eine wirksame Schlaganfallprophylaxe durch eine medikamentöse Hemmung der Blutgerinnung erfolgen.

Steigendes Morbiditätsrisiko und Multimorbidität im Alter führen also zu einer gesteigerten Komplexität und Variabilität gesundheitlicher Probleme.

Prävention im Alter kann sich deshalb nicht auf die Erteilung allgemeiner Ratschläge zur Gesunderhaltung oder die Durchführung allgemeiner Präventionsprogramme beschränken. Je komplexer und vielschichtiger die Probleme im Alter werden, desto individueller müssen nicht nur kurative, sondern auch präventivmedizinische Maßnahmen auf die persönliche Situation der Betroffenen zugeschnitten werden. Häufig kann dabei im Alter der Anspruch nicht mehr die Abwendung von Krankheiten sein. Vielmehr geht es oft darum, ein möglichst beschwerdefreies oder beschwerdearmes Leben mit i. d. R. chronischen Erkrankungen zu ermöglichen und dabei Risiken für erhebliche Folgeerkrankungen rechtzeitig zu erkennen, einzuschätzen und konsequent durch wirksame Behandlung zu vermeiden.

Literatur

Charles ST, Carstensen LL (2014) Emotion regulation and aging. In: Gross JJ (Hrsg) Handbook of emotion regulation. The Guilford Press, New York, S 203–220

Cohen JA, Verghese J et al (2016) Cognition and gait in older people. Maturitas 93:73–77

Hajjar I, Yang F et al (2009) A novel aging phenotype of slow gait, impaired executive function, and depressive symptoms: relationship to blood pressure and other cardiovascular risks. J Gerontol A Biol Sci Med Sci 64(9):994–1001

Lebel C, Gee M et al (2012) Diffusion tensor imaging of white matter tract evolution over the lifespan. Neuroimage 60(1):340–352

de Leeuw FE, de Groot JC et al (2001) Prevalence of cerebral white matter lesions in elderly people: a population based magnetic resonance imaging study. The Rotterdam Scan Study. J Neurol Neurosurg Psychiatry 70(1):9–14

Pugh KG, Lipsitz LA (2002) The microvascular frontal-subcortical syndrome of aging. Neurobiol Aging 23(3):421–431

Salthouse TA (2010) Selective review of cognitive aging. J Int Neuropsychol Soc 16(5):754–760

Sherin JE, Bartzokis G (2011) Human brain myelination trajectories across the life span: implications for CNS function and dysfunction. In: Austad SN, Masoro EJ (Hrsg) Handbook of the biology of aging. Elsevier, San Diego, S 333–346

Sorond FA, Lipsitz LA (2011) Aging and the cerebral microvasculature: clinical implications and potential therapeutic interventions. In: Austad SN, Masoro EJ (Hrsg) Handbook of the biology of aging. Elsevier, San Diego, S 347–371

Sullivan EV, Rohlfing T et al (2010) Longitudinal study of callosal microstructure in the normal adult aging brain using quantitative DTI fiber tracking. Dev Neuropsychol 35(3):233–256

2

Prävention im Alter – Was ist gesichert?

Roland Hardt, Monika Seibert-Grafe, Andreas Fellgiebel, Jascha Wiechelt, Gerhard Schulz und Susanne Thomczyk

Inhaltsverzeichnis

R. Hardt (✉)
Universitätsmedizin der Johannes Gutenberg-Universität Mainz,
Mainz, Deutschland
e-mail: roland.hardt@unimedizin-mainz.de

M. Seibert-Grafe
Medizinische Gesellschaft Mainz e.V., Mainz, Deutschland
e-mail: seibertg@uni-mainz.de

A. Fellgiebel
Zentrum für psychische Gesundheit im Alter (ZpGA), Landeskrankenhaus (AöR),
Mainz, Deutschland

J. Wiechelt
Otto-Fricke-Krankenhaus, Bad Schwalbach, Deutschland

G. Schulz
I. Medizinische Klinik, Universitätsmedizin Mainz der Johannes Gutenberg-
Universität Mainz, Mainz, Deutschland

S. Thomczyk
Zentrum für Orthopädie und Unfallchirurgie, Universitätsmedizin Mainz der
Johannes Gutenberg-Universität Mainz, Mainz, Deutschland

© Springer-Verlag GmbH Deutschland, ein Teil von Springer Nature 2019
R. Hardt et al. (Hrsg.), *Prävention im Alter – Gesund und fit älter werden*,
https://doi.org/10.1007/978-3-662-56788-3_2

2.1   Herz-Kreislauf-Erkrankungen und Schlaganfall

Roland Hardt

Herz- und Kreislauferkrankungen sind die häufigsten Todesursachen in Deutschland. Da das Alter für die meisten Herz- und Kreislauferkrankungen ein eigenständiger und unabhängiger Risikofaktor ist, sind alte Menschen hiervon besonders betroffen, wobei das Risiko mit steigendem Lebensalter sogar exponentiell ansteigt. Dies gilt v. a. für den Bluthochdruck, der wiederum der wichtigste Risikofaktor für die koronare Herzkrankheit (KHK; Herzkranzgefäßerkrankung), die Herzinsuffizienz (Herzschwäche) sowie den Schlaganfall ist. Ein weiterer Risikofaktor ist der Diabetes mellitus, der insbesondere das Risiko für die Entwicklung einer Herzinsuffizienz erhöht, aber auch für die anderen genannten Krankheiten von Bedeutung ist. Herzinsuffiziente Patienten wiederum haben eine höhere Wahrscheinlichkeit, Diabetes zu entwickeln.

Bevor auf die Vermeidung oder Reduzierung von Herz-Kreislauf-Krankheiten eingegangen wird, soll zunächst dargestellt werden, wie deren Ursachen und Risiken durch eine gesunde Lebensweise primär beeinflusst werden können. Wie bei vielen anderen Erkrankungen sind auch hier Bewegungsmangel, Übergewicht, übermäßiger Alkoholkonsum und Kochsalzgebrauch, Rauchen, hohe Cholesterinwerte sowie Diabetes die Hauptrisikofaktoren, u. a. durch die Entstehung von Schäden in der Wand der Arterien (Arteriosklerose). Diese Risiken können durch einen gesunden Lebensstil minimiert oder abgestellt werden (z. B. Nikotinverzicht) – je früher desto besser. Aber auch im Alter können Verhaltensänderungen noch eine positive Wirkung entfalten und selbst wenn es bereits zu kardiovaskulären Erkrankungen gekommen ist, kann deren Fortschreiten (Progression) noch aufgehalten oder zumindest verlangsamt werden. Bei allen Restriktionen, die mit einem gesunden Lebensstil und den Genusseinschränkungen verbunden sind, darf nicht vergessen werden, dass die Lebensqualität durch ein normales Gewicht, gesunde Ernährung und Bewegung gesteigert wird und ein Mehr an gesunden Lebensjahren Lebensglück bedeuten kann.

Hinsichtlich des Nutzens von Aspirin (Acetylsalcylsäure) für die **primäre** Prävention von Herz-Kreislauferkrankungen und Schlaganfällen kann heute auf der Basis von drei im Jahr 2018 veröffentlichten Studien (ARRIVE, ASCEND, ASPREE) geschlossen werden, dass Acetylsalicylsäure (ASS) keinen Nutzen hat insbesondere auch in Anbetracht des Risikos für Magen-Darm-Blutungen. Eine Einnahme von ASS kann also für diesen Zweck nicht empfohlen werden, so dass wiederum nur die Lebensstilfaktoren für die Primärprävention übrig bleiben.

2.1.1 Bluthochdruck und seine Folgen: Herzinsuffizienz, koronare Herzerkrankung, Vorhofflimmern, Schlaganfall

Bereits um das siebte Lebensjahrzehnt herum weist die Hälfte aller Deutschen einen behandlungsbedürftigen Bluthochdruck auf. Es wird geschätzt, dass die Hälfte aller Bluthochdruckkranken unerkannt und wiederum die Hälfte aller Patienten mit bekanntem Bluthochdruck nicht ausreichend behandelt ist. Dies gilt besonders für die im Alter weit verbreitete systolische Hypertonie (erhöhter oberer Blutdruckwert bei normalem unterem Blutdruckwert), die mit dem größten Risiko für eine Herz-Kreislauf-Erkrankung einhergeht. Die Folge ist eine steigende Zahl von Patienten mit bluthochdruckbedingter Herzinsuffizienz und Schlaganfällen. Beiden Erkrankungen gemeinsam ist – wie auch bei der koronaren Herzerkrankung (KHK) – ein alterskorrelierter, steiler Anstieg der Erkrankungsraten.

Bei den Herz-Kreislauf-Erkrankungen gehen Herzinsuffizienz und Schlaganfall mit der größten Einbuße an Lebensqualität und persönlicher Autonomie einher. Die Herzinsuffizienz ist mittlerweile der häufigste Grund für eine stationäre Krankenhausbehandlung. Die Akutbehandlung des Schlaganfalls ist aufwendig und personalintensiv. Nach Schlaganfällen behalten besonders die älteren Betroffenen auch nach einer anschließenden Rehabilitation oft eine dauerhafte Funktionsbeeinträchtigung und nicht selten resultiert dauerhafte Pflegebedürftigkeit.

Bluthochdruck und KHK (verengte Herzkranzarterien mit der Folge der Mangeldurchblutung der Herzmuskulatur) begünstigen auch eine im Alter häufige Herzrhythmusstörung, die absolute Arrhythmie bei Vorhofflimmern. Vorhofflimmern verursacht nicht nur eine Reduzierung der Herzleistung, sondern birgt auch das Risiko sog. kardioembolischer Ereignisse (vom Herzen ausgehende Embolien im Gehirn). Das Flimmern der Vorhöfe führt zu einer beeinträchtigten Kontraktion der Herzvorhöfe, was wiederum die Entstehung von Blutgerinnseln, vornehmlich im sog. Herzohr des linken Vorhofs, begünstigt. Wird ein solches Gerinnsel mit dem Blutstrom in eine hirnversorgende Arterie geschwemmt, verursacht es dort einen Verschluss. Das von diesem

Hirngefäß versorgte Hirnareal verliert unter dem Sauerstoffmangel seine Funktion und stirbt schließlich ab. Je nach Lokalisation entstehen die typischen Zeichen des Schlaganfalls, wie z. B. eine Halbseitenlähmung oder eine Sprachstörung (Aphasie). Das Vorhofflimmern ist neben dem Bluthochdruck und der Arteriosklerose der wichtigste Risikofaktor für den Schlaganfall. Bei den über 80-jährigen Patienten sind bis zu 50 % der Schlaganfallereignisse auf das Vorhofflimmern zurückzuführen. Deshalb muss die Prävention des Schlaganfalls auch und gerade die über 80-Jährigen einbeziehen.

Prävention beruht auf der Identifikation von beherrschbaren Risikofaktoren und der wissenschaftlichen Beantwortung der Frage, ob die Beeinflussung des Risikofaktors einen positiven Effekt hinsichtlich der Vermeidung oder Reduzierung von Folgeerkrankungen, den sog. *sekundären* Krankheitsereignissen, zeitigt.

Wenn nun vermutet wird, dass der Bluthochdruck eine der wichtigsten Ursachen für viele Schlaganfälle ist, weil viele Patienten mit Bluthochdruck einen Schlaganfall erleiden, muss zum Beweis dieser Kausalität der Nachweis geführt werden, dass die Behandlung des hohen Blutdrucks zu einer messbaren Absenkung der Schlaganfallhäufigkeit führt. Dies geschieht nach anerkannten wissenschaftlichen Standards im Rahmen von klinischen Studien. Die Verhinderung von Schlaganfällen durch wirksame Blutdrucksenkung wurde in mehreren Studien überzeugend nachgewiesen.

2.1.2 Behandlung von Bluthochdruck, Vorhofflimmern und Cholesterinerhöhung zur Prävention von kardiovaskulären Folgeerkrankungen wie Schlaganfall und Herzinfarkt

2.1.2.1 Bluthochdruck

Diagnose

Die Erkrankung verläuft lange Zeit nahezu asymptomatisch, die Betroffenen verspüren zunächst keinerlei oder kaum Beschwerden. Der Bluthochdruck bleibt daher in vielen Fällen lange unerkannt. In Einzelfällen führt erst die hypertensive Krise, ein medizinischer Notfall mit akuter Überlastung des Herzens und gegebenenfalls zentralnervösen Symptomen, zur Entdeckung. Deshalb ist die regelmäßige Messung des Blutdrucks (sitzend und in Ruhe) zu Hause ab einem Alter von 65 Jahren zu empfehlen. Es gibt Selbstmessgeräte, die von der Hochdruckliga empfohlen werden. Sollten die Werte bei unbehandelten Menschen in Ruhe im Durchschnitt höher als 130 mmHg sein, sollte ein Arzt konsultiert werden. Die beste Methode für die Erstdiagnose und später zur Therapiekontrolle ist die

24-Stunden-Langzeitblutdruckmessung. Hierbei misst ein automatisiertes Gerät in festen Intervallen, z. B. viertelstündlich den Blutdruck. Neben den Blutdruckwerten selbst ist auch die zirkadiane Rhythmik, v. a. die physiologische Absenkung des Blutdrucks in der Nacht, ein wesentliches diagnostisches Kriterium.

Als eindeutig erhöht gelten Ruheblutdruckwerte über 140/90 mmHg und nach dem 80. Lebensjahr über 150/90 mmHg.

Therapie

Sollte sich durch Lebensstiländerung (s. oben) keine Normalisierung des Blutdrucks erzielen lassen, besteht die Notwendigkeit für eine medikamentöse Behandlung. Hierzu steht eine Reihe von sehr gut verträglichen Medikamenten zur Verfügung. Hierzu zählen Medikamente, die in das Renin-Angiotensin-System eingreifen, wie Angiotensin-converting-Enzyme(ACE)-Hemmer oder Angiotensin-Rezeptor-Blocker (AT1-Blocker), des Weiteren Kalziumkanalblocker und harntreibende Medikamente (Diuretika). Besteht z. B. gleichzeitig eine Herzkranzgefäßerkrankung, gehören auch Betablocker zu den Medikamenten der ersten Wahl. Nach den neuesten Leitlinien der Europäischen Fachgesellschaften sind Kombinationen aus ACE-Hemmern bzw. AT1-Blockern mit Kalziumantagonisten oder Diuretika besonders geeignet für den Beginn der Therapie. Sollten unter dieser Behandlung die o. g. Grenzwerte von 140/90 bzw. 150/90 mmHg überschritten werden, kann auch eine Dreifachkombination verordnet werden Die unter der Therapie zu erreichenden Zielblutdruckwerte sind definiert als 130/80 mmHg, verbunden mit der insbesondere für alte Patienten wichtigen Maßgabe, diese niedrigen Werte nur anzustreben, wenn dies gut vertragen wird und ohne unerwünschte Wirkungen der Medikation einhergeht.

Bei alten Patienten mit langjährigem Hypertonus soll die Blutdrucksenkung nur sehr vorsichtig und über einen längeren Zeitraum, d. h. Wochen und Monate erfolgen, damit sich der Organismus langsam an normalisierte Blutdruckwerte anpassen kann. Eine zu schnelle und hochdosierte Blutdruckbehandlung kann zu erheblichen Nebenwirkungen wie Schwindel und Bewusstlosigkeit führen, was nicht nur mit einem erheblichen Sturzrisiko einhergeht, sondern auch der Therapietreue der Patienten äußert abträglich ist.

Nutzen

Oft müssen Patienten von der Therapie einer Erkrankung überzeugt werden, wenn diese zunächst keine Beschwerden bereitet. Bei der Blutdruckbehandlung kann es sogar vorkommen, dass der Patient sich an deren Beginn zunächst etwas schlechter fühlt, weil sich der Organismus erst an die niedrigeren Blutdruckwerte gewöhnen muss.

Allerdings wurde in vielen Studien eindeutig ein überragender Nutzen der blutdrucksenkenden Therapie auch für alte und sehr alte Menschen festgestellt bei guter Verträglichkeit der Medikamente. Dies gilt ganz besonders für die Verminderung des Risikos eines Schlaganfalls sowie die Prävention von Herzinfarkt und Herzinsuffizienz, verbunden mit einer Senkung der Gesamtsterblichkeit. Auch bei einem über 80-Jährigen lohnt es sich, mit der Behandlung einer arteriellen Hypertonie zu beginnen. In den Studien zeigte sich bereits nach einem halben Jahr Behandlungsdauer ein signifikanter Unterschied zwischen den behandelten und unbehandelten Patienten, z. B. bei der Schlaganfallrate. Bedenkt man die relativ hohe durchschnittliche Lebenserwartung von 80-Jährigen, wird klar, dass der Nutzen der Therapie über die gesamte verbliebene Lebensspanne anhält.

2.1.2.2 Vorhofflimmern

Auch bei Älteren wäre die Wiederherstellung einer normalen Herzschlagfolge (Sinusrhythmus) wünschenswert. Die Chancen hierfür werden jedoch im Alter, sei es auf medikamentösem Weg, sei es durch einen elektrophysiologischen Eingriff (Ablation), immer geringer, besonders, wenn das Vorhofflimmern schon länger anhält (persistierendes Vorhofflimmern) und eine Herzerkrankung (abgelaufener Herzinfarkt, Herzinsuffizienz etc.) die Ursache ist. In der überwiegenden Mehrzahl der alten Patienten mit Vorhofflimmern steht also nicht mehr die Behandlung der Erkrankung selbst im Mittelpunkt, sondern die Vermeidung der Folgen, also die Bildung von Blutgerinnseln, die, wenn sie mit dem Blutstrom in eine Gehirnarterie kommen, einen Schlaganfall auslösen können. Deshalb müssen solche Patienten unbedingt mit gerinnungshemmenden Medikamenten behandelt werden.

Wenn nun die Gerinnungsfähigkeit des Bluts wirksam reduziert ist, besteht ein höheres Blutungsrisiko. Es kann zu Nasenbluten oder Blutungen aus Magen- oder Zwölffingerdarmgeschwüren kommen oder zu einer Einblutung in das Gehirn sowie einer verlängerten Blutungszeit bei Wunden.

Eine sinnvolle Entscheidung zur Gerinnungshemmung (Antikoagulation) bei Vorhofflimmern kann dann getroffen werden, wenn Nutzen (Vermeidung von Schlaganfällen durch Blutgerinnsel im Gehirn) und Risiken (Blutungen, besonders Einblutungen in das Gehirn) auf der Basis überzeugender wissenschaftlicher und klinischer Daten gegeneinander abgewogen werden können, was im Folgenden dargestellt wird.

Therapie

Für die Langzeittherapie der Gerinnungshemmung stehen heute in Deutschland zwei wirksame Substanzklassen zur Verfügung. Das ist zum einen das bekannte Marcumar (Phenprocoumon, ein Vitamin-K-Antagonist, der die Bildung der Gerinnungsfaktoren II, VII, IX und X beeinflusst. Da die Syntheseleistung dieser Gerinnungsfaktoren starken individuellen Schwankungen unterworfen ist und zusätzlich von der Aufnahme von Vitamin K mit der Nahrung abhängt, müssen diese Präparate individuell dosiert und ihre Wirkung regelmäßig durch Bluttests kontrolliert werden. Das Maß für die gerinnungshemmende Wirkung ist die International Normalized Ratio (INR-Wert). Ein Wert zwischen 2 und 3 ist optimal, sowohl für die Vermeidung von Gerinnselbildungen als auch die Minimierung des Risikos für Blutungskomplikationen. Häufig zeigen besonders alte Patienten große Schwankungen ihrer Werte und liegen nicht innerhalb eines INR von 2 bis 3, was verschiedene Gründe haben kann. Die Vitamin-K-Aufnahme mit der Nahrung ist unterschiedlich, der individuelle Dosierungsplan wird nicht immer eingehalten oder es kommt zu Wechselwirkungen mit anderen Medikamenten, was bei Marcumar relativ häufig vorkommt. Die regelmäßig vorzunehmenden Kontrollen der Gerinnungswerte in zwei- bis dreiwöchigen Abständen sind lästig und unangenehm (Blutentnahme) und z. B. bei Heimbewohnern nicht immer leicht zu organisieren. Die besten Ergebnisse erzielen Patienten, die nach entsprechendem Training und Einweisung die Therapie durch Selbstmessung mit der Unterstützung eines Arztes eigenständig steuern. Dieses Verfahren stößt jedoch bei alten Patienten häufig an seine Grenzen.

Eine weitere, neuere Substanzklasse sind die sog. direkten oralen Antikoagulanzien (DOAC), die direkt die Funktion einzelner Gerinnungsfaktoren hemmen. Da die Wirkung nicht durch Stoffwechselvorgänge oder Zufuhr von Vitamin K beeinflusst wird, kann eine Dosis dauerhaft festgelegt werden. Eine regelmäßige Kontrolle der Gerinnungswerte ist nicht mehr erforderlich.

Nutzen

Bereits für Phenprocuomon wurde in vielen Studien die Verhinderung von Blutgerinnseln und Schlaganfällen sowie eine Senkung der Gesamtsterblichkeit überzeugend bewiesen. Über alle Patientengruppen hinweg ergab sich ein eindeutiger Nettobenefit (Verhältnis vermiedener Gehirnembolien im Vergleich zu behandlungsinduzierten Blutungen). Eine altersbezogene Auswertung eines großen Registers (Prefer-AF-Register) ergab einen besonders hohen Nettonutzen für besonders alte Patienten. Selbst über 90-Jährige profitierten in überragender Weise von der Therapie. Eine englische Studie (BAFTA-Studie) untersuchte, ob alte Patienten (über 75 Jahre) mit Vorhofflimmern auch mit Aspirin ausreichend geschützt werden können. Die Ergebnisse zeigten, dass das nicht der Fall ist.

Für die vier Medikamente aus der Klasse der DOAC (Dabigatran, Rivaroxaban, Apixaban und Edoxaban) wurden jeweils große klinische Studien mit teilweise über 20.000 Teilnehmern durchgeführt, die Nutzen und Risiken der Therapie jeweils mit Warfarin, einem dem Marcumar ähnlichen Medikament, verglichen. Hinsichtlich der Schlaganfallvermeidung sind beide Substanzklassen – Warfarin/Marcumar und DOAK – in jedem Fall ebenbürtig, im Einzelfall sind die neuen Substanzen sogar überlegen. Vorteile ergaben sich für alle DOAC im Sinn der Vermeidung schwerer Blutungen, besonders in der Vermeidung von Gehirnblutungen. Inzwischen liegen auch große Datenmengen der täglichen Routine in Registern vor. Diese bestätigen im Wesentlichen die Resultate der klinischen Studien. Ebenfalls beinhalten alle Untersuchungen auch Daten großer Gruppen von über 75-jährigen Patienten. Diese zeigen, dass die alten Patienten sowohl bei der Vermeidung von Schlaganfällen als auch bei der Reduktion des Blutungsrisikos in besonderem Maß profitierten. Insgesamt belegen die Ergebnisse, dass der Nettonutzen einer Antikoagulanzientherapie bei Vorhofflimmern, sei es mit Marcumar oder den neueren DOAC, mit dem Alter ansteigt. Eine Altersobergrenze existiert nicht.

Sturzrisiko und Antikoagulation

Viele alte Menschen haben (häufig zu Recht) Angst zu stürzen. Der banale häusliche Sturz ist die häufigste Ursache für schwere Verletzungen im Alter. Ebenso gibt es eine klare Korrelation zwischen Sturzhäufigkeit und Alter. Deshalb stehen alte Patienten und häufig auch deren Ärzte einer oralen Antikoagulation (OAK) sehr reserviert oder sogar ablehnend gegenüber. Hierbei wird das Risiko bei einem Sturz unter OAK-Therapie, eine schwere Blutung (v. a. eine Gehirnblutung) zu erleiden, häufig ungleich höher eingeschätzt, als das Risiko ohne wirksame Gerinnungshemmung einen kardioembolisch bedingten Schlaganfall zu erleiden. Dabei beträgt das Schlaganfallrisiko für einen Patienten über 75 Jahre mit Vorhofflimmern, der beispielsweise zusätzlich an einem Diabetes, Bluthochdruck und einer Herzinsuffizienz leidet, bereits deutlich über 5 % pro Jahr, was gemessen an der erwarteten Lebenserwartung ein Risiko über die Lebenszeit von über 50 bis 60 % bedeutet. Hingegen ist das Risiko, unter OAK-Therapie eine sturzbedingte schwere Blutung zu erleiden, demgegenüber verschwindend gering. Es gibt Berechnungen, wonach ein

Patient pro Jahr mehr als 300-mal stürzen müsste, damit das Risiko einer Blutung den Nutzen der Antikoagulation wieder aufhebt.

Im Einzelfall müssen Für und Wider einer OAK-Therapie, insbesondere bei alten und multimorbiden Patienten individuell abgewogen werden. Hier kann eine geriatrische Beurteilung unter Berücksichtigung der Alltagsfähigkeiten sowie des Sturzrisikos hilfreich sein. Insgesamt gibt es aber kaum eine so wirksame präventivmedizinische Maßnahme wie die indikationsgerechte Antikoagulation bei Vorhofflimmern.

Die aktuellen europäischen Leitlinien empfehlen derzeit für Patienten, die erstmals eine Blutgerinnungshemmung benötigen, die neue Substanzklasse der DOAK. Bei Patienten, die bereits mit Phenprocuomon eingestellt sind, sollte eine stabile INR zwischen 2 und 3 erreicht werden. Die Auswahl der Einzelsubstanzen erfolgt individuell, z. B. auf Grundlage der Nierenfunktion. Dosisanpassungen sind im Alter im Einzelfall erforderlich. Hierfür sind eindeutige Dosierungsanleitungen vorhanden.

Aspirin oder andere Thrombozytenfunktionshemmer sind definitiv keine sinnvolle Alternative zu einer wirksamen oralen Antikoagulation bei Vorhofflimmern.

2.1.2.3 Sekundärprävention von arteriosklerosebedingten kardiovaskulären Ereignissen bei Patienten mit normaler Herzschlagfolge (Sinusrhythmus)

Bei Patienten ohne Vorhofflimmern, also mit normaler Herzschlagfolge (Sinusrhythmus), die ein arteriosklerosebedingtes kardiovaskuläres Ereignis erlitten haben (Herzinfarkt, Schlaganfall, arterielle Verschlusskrankheit), erhalten zur Prävention weiterer Folgeereignisse (z. B. Re-Infarkt, zweiter Schlaganfall) einen Thrombozytenaggregationshemmer (u. a. Azetylsalizylsäure, Clopidogrel, Ticagrelor). Lediglich bei Patienten mit Vorhofflimmern, bei denen wegen verengter Gefäße eine Stentdilatation (Aufdehnung mit Einbringen einer Gefäßstütze) vorgenommen wurde, ist für einen begrenzten Zeitraum eine Kombinationstherapie mit oralen Antikoagulanzien (DOAC oder Phenprocoumon) und einem oder zwei Thrombozytenaggregationshemmern indiziert. Diese Therapie bedarf aufgrund des stark erhöhten Blutungsrisikos besonderer Expertise und wird i. d. R. von einem kardiologischen Zentrum initiiert und gesteuert. Der jeweilige individuell erstellte Medikationsplan sollte daher streng beachtet werden. Bei hochbetagten Risikopatienten beschränkt sich diese Therapieform meist jedoch auf die ersten vier Wochen nach Stentimplantation.

2.1.2.4 Hypercholesterinämie

Erhöhte Cholesterinwerte, besonders die Erhöhung des LDL (Low Density Cholesterin)-Cholesterins, gilt als Risikofaktor für Herz-Kreislauf-Erkrankungen. Die Senkung erhöhter (LDL-)Cholesterinwerte ist zur Verhinderung (Primärprävention) von kardiovaskulären Ereignisse geeignet. Hierbei sind die Grenzwerte für die Cholesterinspiegel, ab denen eine aktive medikamentöse Therapie initiiert werden sollte, kontinuierlich nach unten korrigiert worden. Die Wirkung der cholesterinsenkenden Therapie, überwiegend mit Cholesterinsynthesehemmern (sog. Statinen) oder einer Kombinationstherapie mit Ezetimib ist umso höher, je größer das Risiko des Patienten ist (Höhe der LDL-Spiegel, familiäre Belastung, Bluthochdruck, Diabetes, Übergewicht etc.). Unbestritten ist auch die Wirksamkeit der Statine in der Sekundärprävention nach einem erlittenen kardiovaskulären Ereignissen (Herzinfarkt, Schlaganfall). Zusätzlich zur cholesterinsenkenden Wirkung scheinen hier sog. pleiotrope (mehrere verschiedene) Effekte, wie die Stabilisierung arteriosklerotischer Plaques in den Arterien sowie eine Verbesserung der Endothelfunktion der Blutgefäße verantwortlich zu sein. Ist eine ausreichende Cholesterinsenkung mit Statinen nicht zu erreichen, stehen neuerdings sog. Proproteinkonvertase-Subtilisin/Kexin-Typ-9(PCSK-9)-Hemmer zur Verfügung, mit denen auch noch Patienten therapierbar sind, die bisher einer Lipidapherese (extrakorporales Blutreinigungsverfahren zur Entfernung von LDL-Cholesterin) bedurften.

Metaanalysen (Analyse von Daten vieler Studien) beinhalten Ergebnisse von Patienten bis zu einem Alter von 82 Jahren. Einen Nutzen für eine cholesterinsenkende Therapie zeigte sich v. a. in der Sekundärprävention nach einem stattgefundenen kardiovaskulären Ereignis. Jenseits des 82. Lebensjahrs existieren keine gesicherten Daten hinsichtlich des Nutzens einer cholesterinsenkenden Therapie, v. a. nicht für die Primärprävention. Gleichzeitig ist das bei Älteren erhöhte Nebenwirkungsrisiko einer Statintherapie zu bedenken (v. a. Muskelschmerzen durch Rhabdomyolyse/Muskelzerfall). Das Risiko für einen Verlust an Muskelmasse (Sarkopenie) erscheint für ältere Patienten unter Statintherapie ebenfalls erhöht.

Unter Berücksichtigung der genannten Punkte ist die Indikation für die Behandlung mit einem Statin beim alten Patienten sehr sorgfältig und eher zurückhaltend zu stellen. Bei Patienten mit sehr hohem kardiovaskulären Risiko und bekannter Hypercholesterinämie sollte eine laufende Statintherapie unter strenger Beachtung eventueller Nebenwirkungen fortgeführt werden. Gleiches gilt für die Sekundärprophylaxe nach stattgehabten kardiovaskulären Ereignissen. Ein erhöhter Cholesterinspiegel allein ist beim alten Menschen kein zwingender Grund für den Beginn einer cholesterinsenkenden Therapie.

Fazit

- Die häufigste Todesursache bei alten Menschen sind Herz- und Kreislauferkrankungen.
- Bluthochdruck, Diabetes mellitus und hohe Blutfettwerte sind die wichtigsten Risikofaktoren für die Entwicklung von Herz- und Gefäßerkrankungen wie Herzinsuffizienz, koronare Herzkrankheit/Herzinfarkt und Schlaganfall.
- Das im Alter häufig auftretende Vorhofflimmern stellt ein weiteres Risiko für einen Schlaganfall dar.
- Die Lebensqualität und die Autonomie des alten Menschen werden bei den Herz-Kreislauf-Erkrankungen am meisten durch die Herzinsuffizienz und den Schlaganfall beeinträchtigt.
- Da die Risikofaktoren für Herz-und Gefäßerkrankungen durch den Lebensstil beeinflusst sowie gut diagnostiziert und behandelt werden können, besteht die Prävention aus gesundem Lebensstil und Früherkennung (regelmäßige, einmal jährliche ärztliche Untersuchungen, auch wenn keine Beschwerden bestehen).
- Wenn Erkrankungen bestehen, gilt es diese wirksam zu behandeln, um Folgekrankheiten wie Schlaganfall, Herzinfarkt und Fortschreiten der Herzinsuffizienz zu verhindern.
- Besonders bei älteren und sehr alten Menschen kann eine effektive Blutdruckbehandlung und Gerinnungshemmung einen Schlaganfall verhindern.

2.2   Diabetes mellitus – Prävention von Komplikationen und Folgeerkrankungen

Monika Seibert-Grafe und Roland Hardt

2.2.1   Einführung

In Deutschland liegt die geschätzte Zahl von Menschen mit Diabetes bei etwa 7,5 Mio., also etwa 10 % der Bevölkerung. Davon haben 95 % einen sog. Typ-2-Diabetes, der v. a. im höheren Lebensalter auftritt und mit Übergewicht und mangelnder Bewegung assoziiert ist. Die Ursache ist zumeist eine unzureichende Wirkung des körpereigenen Insulins. Die Häufigkeit von Diabetes Typ 2 steigt mit dem Alter an. Mehr als die Hälfte der Patienten ist bei der Diagnosestellung älter als 65 Jahre und ein Viertel der 75- bis 80-Jährigen leidet an Diabetes. Eine Diabeteserkrankung beeinflusst die Lebensqualität und verkürzt die Lebenserwartung, selbst wenn der Diabetes erst im Alter von 70 Jahren oder gar später auftritt. Allerdings ist die kardiovaskuläre Sterblichkeit im Vergleich zu jungen Diabetespatienten bei Älteren geringer.

Unbehandelt verursacht der gestörte Zuckerstoffwechsel mit hohen Blutzuckerwerten Blutgefäß- und Nervenschäden, was zur Entstehung oder Verschlimmerung von Herzkrankheiten, wie Herzinfarkt und Herzinsuffizienz, Schlaganfällen, Depression, Demenz und Polyneuropathie (Nervenschäden) führen kann. Hinzu kommen diabetestypische Folgeerkrankungen an Augen (Retinopathie), Nieren (Nephropathie) und Gewebe (diabetisches Fußsyndrom).

Risikofaktoren für den Diabetes sind eine unausgewogene, kalorienreiche Ernährung mit vielen zuckerhaltigen Lebensmitteln, Übergewicht und ein Mangel an Bewegung. Außerdem haben Menschen, die in Städten leben, ein um 40 % erhöhtes Risiko im Vergleich zu Menschen auf dem Land.

Hinweise auf einen Diabetes sind starker Harndrang durch übermäßig gebildeten Urin, vermehrter Durst, häufige Infekte, Müdigkeit und trockene Haut.

Die Diagnose wird gestellt, wenn der Nüchternblutzucker über 126 mg/dl liegt und der HbA1c-Wert höher als 6,5 % ist. Als HbA1c bezeichnet man Hämoglobin, an das sich Zucker (Glukose) angelagert hat; HbA1c ist ein wichtiger Laborwert für die Kontrolle des Diabetes.

In Anbetracht einer hohen Zahl von Menschen mit unentdecktem Diabetes (geschätzt zwei Millionen in Deutschland) aufgrund unspezifischer oder fehlender Symptome spielt die Früherkennung eine wichtige Rolle. Insbesondere bei Älteren ist Diabetes nicht so einfach zu erkennen, da diese oft jahrelang hohe Blutzuckerwerte haben ohne typische Symptome. Zudem werden die Symptome häufig als Folgen des Alters angesehen. So wird Diabetes bei vielen erst dann bemerkt, wenn sich die ersten Anzeichen von Folgeerkrankungen zeigen. Deshalb sollte bereits ab dem 35. Lebensjahr alle zwei bis drei Jahre der Blutzucker (BZ) bestimmt werden.

Eine Vorbeugung bzw. Verhinderung oder Verzögerung der diabetischen Stoffwechselstörung im Alter lässt sich nur durch die rechtzeitige Erkennung und Behandlung von erhöhten BZ- und HbA1c-Werten erreichen. Nur dann kann die Krankheit begrenzt und die schädigenden Einflüsse des hohen Blutzuckers auf andere Organe verhindert werden.

Ob eine erst im hohen Alter durchgeführte Lebensstiländerung (Ernährung und Bewegung) Diabetes verhindern oder hinauszögern kann, ist nicht bekannt. Studien an über 45-Jährigen mit Übergewicht und leicht erhöhtem Blutzucker haben gezeigt, dass das Diabetesrisiko nach Lebensstiländerung verringert war; allerdings wurden die Studienteilnehmer nur über zehn Jahre untersucht, sodass zu einer dauerhaften Vermeidung von Diabetes keine Aussage getroffen werden kann.

2.2.2　Therapie

Grundsätzlich richten sich Behandlung und Behandlungsziele bei älteren Patienten nach ihrem Gesamtzustand (Begleiterkrankungen, Alter, Lebenserwartung, Lebensqualität), den psychosozialen Bedingungen (Selbstständigkeit, Helfende in Wohnortnähe, soziales Netzwerk), ihren körperlichen und geistigen Fähigkeiten sowie ihren eigenen Vorstellungen. Die Behandlung wird deshalb individuell mit dem Patienten abgestimmt und hat das vorrangige Ziel, die Lebensqualität zu erhalten sowie v. a. Hypoglykämien zu vermeiden, zumal Unterzuckerungen das Risiko für Demenz, Stürze, Herzinfarkt und Schlaganfall erhöhen können.

Die Behandlung von fitten älteren Menschen ohne bedeutsame Begleiterkrankungen mit langer Lebenserwartung hat das Ziel, einen HbA1c-Wert von 6,5 bis 7,5 % zu erreichen und ist damit vergleichbar der Einstellung von jüngeren Patienten. Bei fitten Älteren ist die Verhinderung von Folgeerkrankungen aufgrund ihrer langen Lebenserwartung anzustreben. Bei Patienten mit noch zufriedenstellender, altersentsprechender Verfassung und einer Lebenserwartung von etwa 10 Jahren wird ein HbA1c zwischen 7,5 und 8,0 % toleriert und bei Patienten in schlechter Verfassung und kurzer Lebenserwartung ein HbA1c zwischen 8,0 und 9,0 %.

Ein Nüchternblutzucker, der bei älteren Menschen mit eingeschränkter Lebenserwartung unter Behandlung zwischen 150 und 180 mg/dl liegt, ist also u. U. durchaus vertretbar.

Die medikamentöse Behandlung erfolgt üblicherweise mit Tabletten, z. B. Metformin (Biguanid, Hemmung der Glucose-Produktion in der Leber), Natrium-Glukose-Transporter-2-(SGLT-2)-Hemmern (sog. Gliflozine, vermehrte Ausscheidung von Glukose mit dem Urin durch Hemmung des SGLT); Dipeptidylpeptidase-4-(DPP-4)-Inhibitoren (sog. Gliptine, u. a. BZ-Senkung durch Erhöhung der Insulinsekretion der Bauchspeicheldrüse). Diese Wirkstoffe haben das geringste Risiko bei Älteren, Hypoglykämien zu erzeugen. In der Gruppe der Gliflozine gibt es Präparate, die neben der BZ-Senkung günstige Effekte auf Herzerkrankungen haben. Die Auswahl der Medikamente erfolgt auf der Basis des individuellen Risikoprofils.

Auch bei einem Typ-2-Diabetes kann eine Insulinbehandlung erforderlich sein, z. B. bei unzureichender Wirkung der o. g. Substanzen, bei Unverträglichkeiten oder eingeschränkter Nierenfunktion.

Unter der Behandlung sollten HbA1c, Glukose und die Nierenwerte alle zwölf Wochen kontrolliert werden.

Wenn Diabetes erst im Alter auftritt, werden – ganz im Gegensatz zu den jungen Diabetikern – Lebensstiländerungen und Gewichtsreduzierung zurückhaltend empfohlen, weil bei Ernährungsumstellung im Alter die Gefahr der Mangel- bzw. Fehlernährung und des Muskelabbaus droht. Bei erforderlicher Gewichtsabnahme sollten die Diätmaßnahmen, wenn immer möglich, mit körperlicher Aktivität kombiniert werden; strenge Diätvorschriften sind nicht zu empfehlen. Die Ernährung soll aus einer ausgewogenen, bedarfsangepassten Mischkost bestehen (45–60 % Kohlenhydrate, 30–35 % Fett, 15–20 % Eiweiß, entsprechend der Empfehlungen der Deutsche Gesellschaft für Ernährung e. V. und IN FORM). Die Kalorienaufnahme sollte an den Bedarf angepasst werden. Eine spezielle Diabetesdiät wird grundsätzlich nicht empfohlen, weil sie zu einer Mangelernährung beitragen kann.

Körperliche Aktivität (Bewegung und – sofern möglich – Kraft und Gleichgewichtsübungen) wird ausdrücklich empfohlen, selbst wenn erst im Alter damit begonnen wird. Neben vielen anderen positiven Effekten auf den Alterungsprozess, den Erhalt körperlicher und geistiger Funktionen sowie die Lebensqualität wirkt sie sich günstig aus auf die diabetische Stoffwechsellage und hilft, Stürze zu vermeiden.

2.2.3 Komplikation Hypoglykämie: erkennen, behandeln, vorbeugen

Je länger der Diabetes dauert, desto größer ist die Gefahr von Hypoglykämien. Diese treten bei älteren Menschen häufiger auf und werden oft nicht als solche erkannt, weil sie als Alterserscheinungen fehlgedeutet werden. Gründe für eine Unterzuckerung können Wechselwirkungen mit anderen Medikamenten, unzureichende Nahrungsaufnahme oder eine eingeschränkte Nierenfunktion sein. Hinweise auf eine Unterzuckerung sind Gangunsicherheit, Zittern, Schwitzen, Herzklopfen, Schwindel, Unruhe, Gedächtnis- oder Koordinationsstörungen oder eine verwaschene Sprache. Als schnelle Maßnahme können Traubenzucker und gesüßte Säfte helfen und danach eine Scheibe Brot. Traubenzucker sollte immer mitgeführt werden, um bei den ersten Anzeichen dem Vollbild der Unterzuckerung vorzubeugen. Bei nächtlicher Hypoglykämie (erkennbar an vom Schwitzen durchnässter Kleidung, Unruhe, Kopfschmerzen) können Spätmahlzeiten das Risiko verringern.

2.2.4 Stürze, Sturzfolgen: Ursachen, Risiken und Vermeidung

Frailty (Gebrechlichkeit) und Sarkopenie (Muskelschwäche) treten im Alter häufig auf und erhöhen das Risiko für Stürze und Immobilität (siehe Abschn. 2.4). Lange Diabetesdauer und schlechte Stoffwechseleinstellung sind mit Gebrechlichkeit und Sarkopenie ebenfalls eng assoziiert.

Weitere diabetestypische Sturzursachen sind Hypoglykämien, Polyneuropathie und Sehstörungen durch die Retinopathie sowie Nebenwirkungen von Medikamenten, die auch das Sturzrisiko erhöhen können, wie z. B. Psychopharmaka. Ein zu straff eingestellter Diabetes führt besonders bei gebrechlichen älteren Patienten zu einem erhöhten Sturzrisiko mit erhöhter Frakturgefährdung.

Körperliche Aktivität und Bewegung (Gleichgewichts-, Muskel- und Gehtraining) können den Verlust der Muskelkraft bei Diabetes aufhalten. Schon geringe körperliche Aktivität geht mit besserem körperlichen und psychosozialen Wohlbefinden und sogar reduzierter Sterblichkeit einher. Entscheidend ist die Umsetzung der vermehrten körperlichen Bewegung im Alltag unter Einschätzung der körperlichen Möglichkeiten und Risiken durch Ärzte und Physiotherapeuten sowie die Anleitung der Patienten.

2.2.5 Typische Folge- oder Begleiterkrankungen

Grundsätzlich gilt: Eine frühzeitige Diagnose, gute und stabile Blutzuckereinstellung ohne Hypoglykämie und Hyperglykämie sowie eine gesunde Lebensführung sind die beste Voraussetzung für die Prävention von Folgeschäden, bei denen es sich in erster Linie um eine Schädigung an großen und kleinen Blutgefäßen handelt.

Wenn Diabetes erst im höheren Lebensalter auftritt, spielt die Schädigung der kleinen Gefäße eine untergeordnete Rolle, weil die Ausbildung dieser sog. mikrovaskulären Folgen (Nephropathie und Retinopathie), mit Ausnahme der Polyneuropathie, einen langen Zeitraum benötigt. Dennoch wird im Folgenden auch auf diese beiden diabetestypischen Folgeerkrankungen kurz eingegangen, weil ein 65-Jähriger, der heute an Diabetes erkrankt, durchaus noch eine Lebenserwartung von 20 Jahren haben kann. Außerdem können seine Gefäße durch den bisherigen Lebensstil (insbesondere Nikotinkonsum) und Begleiterkrankungen schon geschädigt sein, womit ein höheres Risiko für die Nephro- und Retinopathie besteht.

In jedem Fall ist auch im höheren Lebensalter bei jedem Diabetespatienten ein Screening auf die drei o. g. Erkrankungen – Nephropathie, Retinopathie und Polyneuropathie – notwendig.

Die Teilnahme an einer Schulung ist auch für ältere Menschen mit Diabetes sinnvoll, weil sie nicht nur Wissen im Umgang mit ihrer Erkrankung erfahren, sondern auch Warnzeichen und Komplikationen erkennen können (s. auch unten).

2.2.5.1   Diabetische Polyneuropathie

Diabetes ist die häufigste Ursache für diese Erkrankung der peripheren Nerven, also der Nerven, die außerhalb von Gehirn und Rückenmark (dem zentralen Nervensystem) liegen. Wie der Name es sagt, sind mehrere Nerven beeinträchtigt – verursacht durch die Mangeldurchblutung der Nerven und den hohen Blutzucker selbst. Folgende Beschwerden treten vorwiegend meist an beiden Beinen und Füßen auf: brennende, stechende Schmerzen an den Füßen, besonders nachts und in Ruhe, sowie Missempfindungen, Brennen, Kribbeln, Taubheitsgefühl und manchmal auch Muskelschwäche und Gangunsicherheit. Oft bleiben Nervenschädigungen in den Füßen aber lange Zeit auch unbemerkt. Taubheitsgefühle und nicht schmerzende Druckstellen an den Fußsohlen oder Zehen sind ernstzunehmende Warnhinweise.

Die Prävention besteht aus einer stabilen Blutzuckereinstellung, einer einmal jährlichen neurologischen Untersuchung auch bei symptomfreien Patienten sowie der richtigen Fußpflege (s. auch unten). Sobald die oben beschriebenen Beschwerden eintreten, sollte der Patient den Arzt aufsuchen. Bei eingetretener Polyneuropathie erfolgt eine Behandlung der Symptome. Auf ein entsprechendes Schuhwerk ist ebenfalls zu achten (v. a. bequeme, nicht drückende Schuhe).

2.2.5.2   Diabetisches Fußsyndrom

Diese Erkrankung (offene, nicht heilende Wunden an Fußballen/Fußunterseite, Zehen) wird verursacht sowohl durch die diabetischen Gefäßschäden mit Durchblutungsstörungen der Beine und Füße als auch durch die Nervenschäden. Risikofaktoren sind eingeschränkte Beweglichkeit der Beine und Füße, Hornhautschwielen, eingewachsene Zehennägel, Hühneraugen oder Warzen, bei deren Behandlung man sich verletzen kann, aber auch ungeeignetes Schuhwerk und eine unzureichende Fußpflege.

Eine Behandlung durch geschultes Personal ist unbedingt erforderlich (keine Selbstversuche), weil die Gefahr besteht, dass die Wunde sich infiziert und Keime in die Blutbahn gelangen und zu einer schweren, generalisierten Entzündung des Körpers führen (Sepsis).

Die Vorbeugung besteht wiederum aus einer guten Blutzuckereinstellung, Nikotinverzicht, der Früherkennung, der täglichen Selbstuntersuchung der Füße (nicht erst bei Beschwerden), tägliches Waschen und Cremen, Strümpfe bzw. Socken ohne Nähte, regelmäßige Fußpflege durch Podologen (Medizinischer Fußpfleger) und geeigneten Schuhen (nicht zu eng, orthopädische Schuhe, Diabetesschutzschuhe – alles unter Berücksichtigung der Sturzgefahr) sowie einer mindestens einmal jährlichen ärztlichen Untersuchung.

Hinweis: Die Haut von Diabetespatienten sollte mit nichtalkoholischen Pflegemitteln und neutralen Waschzusätzen gepflegt werden. Fußbäder sollten etwa zwei bis drei Minuten andauern und eine Wassertemperatur von 33 °C nicht übersteigen (Wassertemperatur messen, nicht schätzen).

2.2.5.3 Retinopathie

Die diabetesbedingte Erkrankung der Netzhaut des Auges ist durch die Schädigung der kleinen Blutgefäße in der Netzhaut bedingt und kann zur Erblindung führen. Die Retinopathie kann lange Zeit keine Beschwerden verursachen. Typische Symptome, bei denen der Patient zum Augenarzt gehen sollte, sind verschwommenes, unscharfes Sehen, Leseschwäche oder Rußregen. Die entstandenen Sehschäden können nicht mehr rückgängig gemacht werden. Allerdings kann das Fortschreiten der Erkrankung verhindert werden (z. B. durch eine Laser-Behandlung).

Schon bei der erstmaligen Feststellung eines Diabetes mellitus, sollte eine augenärztliche Untersuchung erfolgen, da bereits eine Retinopathie bestehen kann. Bei unauffälligem Befund kann die Kontrolle alle zwei Jahre erfolgen, bei Vorliegen eines höheren Risikos (kontinuierlich zu hohe Blutzuckerwerte, hoher Blutdruck, Nierenerkrankung) einmal jährlich. Bei festgestellter Retinopathie entscheidet der Augenarzt über das Intervall der Kontrolluntersuchungen. Eine lang bestehende Diabeteserkrankung mit hohen Blutzucker- bzw. HbA1c-Werten, ein Bluthochdruck und eine gleichzeitig bestehende diabetische Nierenerkrankung (Nephropathie) sind Risikofaktoren für eine Retinopathie.

Neben den o. g. Screening-Untersuchungen besteht die Vorbeugung aus einer effizienten Blutzucker- und Blutdruckeinstellung.

2.2.5.4 Nephropathie

Die diabetische Nierenerkrankung ist eine häufige Folgeerkrankung bei Diabetes und entsteht, wenn Blutzucker und Blutdruck unzureichend behandelt sind. Häufig besteht zeitgleich eine diabetische Retinopathie, die sich langsam entwickelt und anfangs ohne Symptome ist. Regelmäßige Untersuchungen von Urin und Blut sind deshalb notwendig, um eine rechtzeitige Erkennung zu ermöglichen, denn im Anfangsstadium, der sog. beginnenden

Nierenschädigung mit ganz geringer Eiweißausscheidung im Urin (Mikro-albuminurie: 30–300 mg/**Tag** bzw. 20–200 mg/l) können sich die Veränderungen noch rückbilden. Die ausgebildete Nephropathie ist gekennzeichnet von einer höheren Eiweißausscheidung (über 300 mg/Tag), kann zum Verlust der Nierenfunktion führen und erhöht v. a. das Risiko für kardiovaskuläre Erkrankungen und Todesfälle.

Der Vorbeugung dienen eine ausreichende und enge Kontrolle der Blutzucker- und Blutdruckwerte, regelmäßige Blut- und Urinuntersuchungen alle drei Monate, Tabakverzicht, Bewegung, ausgewogene Mischkost sowie eine ausreichende Trinkmenge von etwa 1,5 bis 2 Liter am Tag.

2.2.5.5 Hypertonie (Bluthochdruck)

Eine Hypertonie kann vorbestehend sein oder sie wird durch den Diabetes gefördert oder gar verschlimmert. Der Bluthochdruck muss auch bei betagten Patienten zur Vermeidung von Herzkrankheiten und Schlaganfällen wirksam behandelt werden mit Zielwerten bis 140/80 mmHg. Bei gebrechlichen Patienten oder Unverträglichkeit muss sich die Behandlung an der individuellen Situation orientieren. Sofern möglich, sollte der Patient einmal täglich eine Selbstmessung des Blutdrucks durchführen.

2.2.5.6 Fettstoffwechselstörungen

Bei fitten Patienten ohne wesentliche Funktionseinschränkungen sollen erhöhte Cholesterinwerte medikamentös behandelt werden, um kardiovaskulären Ereignissen vorzubeugen. Bei nicht akzeptablen Nebenwirkungen und bei funktionellen Einschränkungen sowie bei erheblichen anderen Erkrankungen sollte die medikamentöse Behandlung auf individueller Basis geprüft werden.

2.2.5.7 Depressionen

Depressionen stellen eine häufig vorkommende psychische Störung bei alten Menschen mit Diabetes dar und sind behandlungsbedürftig. Sie schränken die Lebensqualität und oft auch die Fähigkeiten ein, das Alltagsleben zu bewältigen. Grundsätzlich können alte Menschen wie junge Patienten behandelt werden, allerdings sind die Nebenwirkungen der medikamentösen Therapie und Wechselwirkungen mit anderen Medikamenten sowie die Einfachheit der Einnahme zu beachten. Körperliche Aktivität und soziale Kontakte können die depressiven Symptome verbessern. Bei älteren Menschen mit Diabetes soll einmal jährlich ein Depressionsscreening durchgeführt werden.

2.2.6 Was für den Patienten sonst noch wichtig ist

2.2.6.1 Blasenfunktionstörungen

Die diabetische Zystopathie (Blasenfunktionsstörung) ist häufig und oft mit der diabetischen Polyneuropathie assoziiert. Insbesondere ältere Menschen leiden unter einer Dranginkontinenz (plötzlich auftretender, sehr starker, nicht beherrschbarer Harndrang mit unwillkürlichem Urinabgang), und anderen Beeinträchtigungen der Blasenfunktion. Es ist wichtig, dass Patienten diese Beschwerden offen und frühzeitig ihren Ärzten oder Betreuern mitteilen, denn es gibt Möglichkeiten, solche Beschwerden z. B. durch ein gezieltes Beckenboden- und Blasentraining zu verbessern.

2.2.6.2 Mundgesundheit, Parodontitis

Diabetespatienten haben aufgrund ihrer Blutgefäßschäden und der daraus resultierenden Durchblutungsstörungen ein hohes Risiko an einer Entzündung des Zahnfleischs (Zahnhalteapparat) zu erkranken und verlieren mehr Zähne. Gleichzeitig verschlechtert eine Parodontitis die Einstellung des Blutzuckerspiegels. Parodontitis verursacht selten Schmerzen, deshalb sollten Warnzeichen wie Zahnfleischbluten, geschwollenes Zahnfleisch, Mundgeruch, Änderungen der Zahnstellung oder länger werdende, gelockerte Zähne zum Zahnarzt führen. Die Gefahr kann gemindert werden durch regelmäßige, gründliche Mundhygiene und regelmäßige zahnärztliche Untersuchung. Bei rechtzeitiger Erkennung und Behandlung kann der Krankheitsprozess zum Stillstand gebracht werden. Darüber hinaus ist es wichtig, auf die Blutzuckereinstellung achten, da hierdurch das Parodontitisrisiko gesenkt wird.

Jeder Patient wiederum, bei dem Parodontitis festgestellt wird, sollte auf Diabetes untersucht werden.

2.2.6.3 Diabetesschulung für Patienten und Angehörige

Auch ältere Menschen mit Diabetes sollen an einer strukturierten Diabetesschulung teilnehmen. Für die nicht so fitten älteren Menschen steht ein spezielles Schulungprogramm zur Verfügung. Nicht allein das chronologische Alter, sondern vielmehr der Funktionszustand bestimmt, ob ein gängiges Schulungsprogramm für Menschen mit Diabetes im mittleren Lebensalter geeignet ist oder ein spezielles Programm für Ältere. Wenn möglich, sollten An- und Zugehörige an einem solchen Programm (mit) teilnehmen. Mit Schulungsprogrammen lassen sich die Blutglukoseeinstellung, die Selbstständigkeit und die Lebensqualität von älteren Patienten verbessern sowie akute Probleme verringern. Auch die Vermeidung der Fehl- und Mangelernährung im Alter ist Teil der Schulung sowie das Erlernen der Blutglukoseselbstkontrolle. Geschulte ältere Patienten erkennen eher die Warnhinweise und sind besser in der Lage, ihre Medikamente zu handhaben sowie den Hypoglykämien zu begegnen. Weiterhin erhält der Patient Informationen sowie Anleitung zu verfügbaren technischen Hilfsmitteln und wird beraten, welche davon für seine individuelle Situation sinnvoll sind (Blutglukosemessgeräte, altengerechte Insulin-Pens, automatische Blutdruckmessgeräte, Sehhilfen, Medikamentendosetten und vieles mehr). Derartige Schulungsprogramme werden in diabetologischen Schwerpunktpraxen, teilweise aber auch in Hausarztpraxen angeboten.

Fazit

- Eine rechtzeitige Erkennung und effektive Behandlung von Diabetes mellitus kann die Krankheit begrenzen und die schädigenden Einflüsse des hohen Blutzuckers auf andere Organe verhindern.
- Die Behandlung älterer Patienten richtet sich nach dem individuellen Gesamtzustand und erfolgt in der Regel mit Tabletten.
- Neben der Behandlung des Diabetes ist eine effektive Behandlung eines hohen Blutdrucks erforderlich, insbesondere im Hinblick auf die Verhinderung von kardiovaskulären Erkrankungen und Todesfällen sowie auf die Vermeidung von Folgeschäden an Augen, Nerven, Nieren und Füßen.
- Die Wirksamkeit der Behandlung muss regelmäßig überprüft werden: HbA1c und Glukose sollen alle zwölf Wochen bestimmt werden.
- Um die diabetische Neuropathie, die Retino- und Nephropathie sowie das diabetische Fußsyndrom zu vermeiden, ist eine stabile Einstellung von Blutzucker und Blutdruck erforderlich sowie die Durchführung der folgenden Untersuchungen:

  - Nierenwerte alle zwölf Wochen
  - Neurologische Untersuchung einmal im Jahr
  - Augenärztliche Untersuchung alle zwei Jahre solange keine Retinopathie besteht, Blutzucker und Blutdruck gut eingestellt sind; einmal jährliche Untersuchung bzw. nach augenärztlicher Entscheidung, wenn dies nicht der Fall ist.
  - Einmal jährliche ärztliche Untersuchung der Füße

- Jeder Diabetes Patient sollte einmal im Jahr auf Depressionen untersucht werden
- Wird bei älteren Menschen vom Zahnarzt Parodontitis festgestellt, sollte eine Blutzuckeruntersuchung beim Hausarzt erfolgen
- Tägliche Mund- und Fußpflege verhindern Wunden sowie Entzündungen
- Körperliche Aktivität sowie gesunde Ernährung unterstützen die medikamentöse Behandlung und tragen zum Wohlbefinden bei

Danksagung
Die Medizinische Gesellschaft Mainz und die Herausgeber dieses Buchs danken Herrn Dr. Michael Ysermann, Facharzt für Innere Medizin und Diabetologie, Chefarzt der Akut-Geriatrie des DRK-Krankenhauses in Alzey für das Einbringen seiner diabetologischen Expertise, für seine wissenschaftliche und klinische Beratung sowie seine kritische und konstruktive Durchsicht des Manuskripts.

2.3 Neurodegeneration und psychische Erkrankungen

Andreas Fellgiebel

2.3.1 Demenz

2.3.1.1 Von der Hirnpathologie zur klinischen Manifestation

Demenz ist heute die häufigste psychische Störung bei Älteren. Die Angst vor Demenz oder Alzheimer ist bei Menschen ab dem 60. Lebensjahr mittlerweile größer als die Angst vor allen anderen Erkrankungen (Forsa-Umfrage „Angst vor Krankheiten" für DAK-Gesundheit 2013) im Normaldruck.

Die Häufigkeit der Demenz in der Bevölkerung zwischen dem 65. und 90. Lebensjahr verdoppelt sich alle fünf Jahre, von gut 1 % bei den 65- bis 69-Jährigen auf rund 40 % bei den über 90-Jährigen.

Hauptrisikofaktor ist das Alter, häufigste Form ist mit etwa 60 % die sporadische Alzheimer-Demenz, gefolgt von vaskulärer Demenz, Mischformen (Alzheimer plus vaskuläre Demenz) und den neurodegenerativen Erkrankungen (Lewy-Körper-Demenz und frontotemporale Demenz).

Die von Alois Alzheimer 1906 histologisch beschriebenen, hauptsächlich ß42-Amyloid-enthaltenen Alzheimer-Plaques und die aus hyperphosphoryliertem Tau-Protein bestehenden Alzheimer-Fibrillen bilden das histopathologische Substrat der Alzheimer-Erkrankung und sind auch heute noch der Goldstandard für die Diagnose.

Im Jahr 2001 stellten Ergebnisse einer bevölkerungsbasierten Autopsiestudie den seit Alzheimers Zeiten geltenden kausalen Zusammenhang zwischen den histologischen Gehirnveränderungen, insbesondere ß-Amyloid-Ablagerungen, und der Entwicklung des demenziellen Syndroms infrage (Neuropathology Group. Medical Research Council Cognitive and Aging 2001). Ein gutes Drittel der Verstorbenen wies nämlich einen Alzheimer-typischen histopathologischen Befund auf, ohne zu Lebzeiten an einer Demenz erkrankt zu sein. Diese erstaunlichen Befunde konnten von der sog. Nonnenstudie („religious order study", an der auch männliche Ordensbrüder teilnahmen) validiert und erweitert werden (Bennett et al. 2013). In dieser Studie, die immer noch fortgeführt wird, werden Gesundheitszustand und kognitive Fähigkeiten von Mitgliedern verschiedener Ordensgemeinschaften in den USA jährlich untersucht und nach dem Tod erfolgt eine neuropathologische Untersuchung des Gehirns. Auch hier fanden sich viele Studienteilnehmer mit der typischen Alzheimer-Pathologie, die zu Lebzeiten keine ausgeprägte kognitive Störung oder Demenz gezeigt hatten. Darüber hinaus wurden aus der Nonnenstudie bisher zwei weitere wichtige Erkenntnisse gewonnen: Zum einen bestand ein starker Zusammenhang zwischen sozialem Netzwerk und demenzieller Entwicklung. Teilnehmer, die über ein gutes soziales Netzwerk verfügten, zeigten klinisch – trotz ausgeprägter Neuropathologie – keine Demenz, während sozial eher isolierte und vereinsamte Menschen auch bei geringen hirnpathologischen Veränderungen eine demenzielle Entwicklung aufwiesen. Zum anderen wiesen die meisten Probanden mit Demenz unterschiedliche Ursachen für die Demenz auf – einerseits die typische Alzheimer-Pathologie und darüber hinaus eine vaskuläre Pathologie im Sinn der im Einführungskapitel *Neurobiologie des gesunden Alterns* beschriebenen Mikroangiopathie. Beide Befunde geben wertvolle Hinweise auf mögliche demenzpräventive Maßnahmen.

Seit 2004 können mit der Positronenemissionstomografie (PET) die Amyloidablagerungen im Gehirn in vivo erkannt werden. Durch zahlreiche Untersuchungen mit dieser Bildgebungstechnik wissen wir heute, dass etwa 10–30 % der kognitiv gesunden Älteren ab dem 70. Lebensjahr zerebrale Amyloidablagerungen aufweisen, die nach Ausmaß und Muster Alzheimer-typisch sind (Teipel et al. 2015). Langzeitstudien an Patienten mit leichter kognitiver Beeinträchtigung („mild cognitive impairment", MCI) zeigen übereinstimmend einen hohen negativ prädiktiven Wert des Amyloid-PET, d. h. die meisten MCI-Patienten ohne zerebrales Amyloid entwickeln keine Alzheimer-Demenz. Bei amyloidpositiven Patienten ist die Vorhersage des weiteren Verlaufs schwieriger (Nordberg et al. 2013). Bei diesen Personen scheinen für die Entwicklung einer Demenz Resilienz-

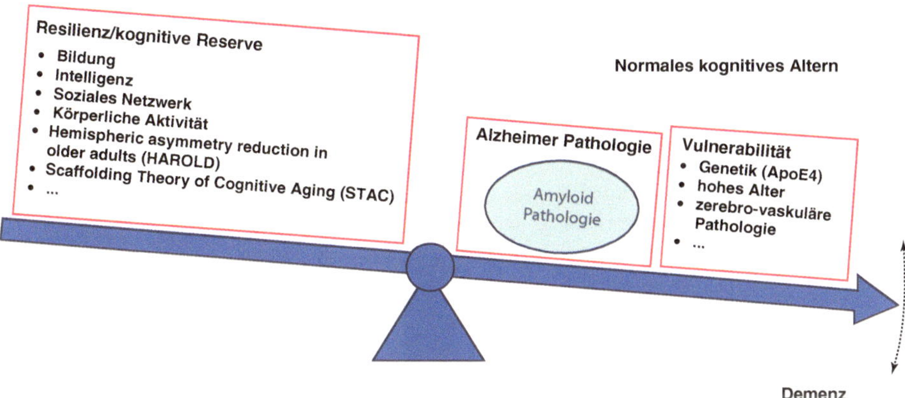

Abb. 2.1 Bedingungen für die klinische Entwicklung einer Demenz (A. Fellgiebel).

„Hemispheric asymmetry reduction in older adults" (HARTOLD): Es wurde wiederholt gezeigt, dass ältere, die komplexe kognitive Aufgaben (Arbeitsgedächtnis) noch so gut lösen wie jüngere Probanden, hierzu Areale beider Gehirnhälften aktivieren, präferenziell präfrontale, während Jüngere streng unilateral, also asymmetrisch, prozessieren – und Ältere mit unilateraler Prozessierung die Aufgaben schlechter lösen als bihemisphärisch prozessierende ältere Probanden. Konzeptuell gehört HAROLD zu einer Gruppe aktiver Kompensationsmechanismen im Alter, die im Konzept Scaffolding Theory of Aging and Cognition (STAC) zusammengefasst werden. Für diese nimmt man an, dass die kognitive Funktion dadurch aufrechterhalten werden kann, dass andere, additive (zumeist frontale) Netzwerkareale erfolgreich aktiviert werden können

und Vulnerabiltätsfaktoren eine relevante Rolle zu spielen. Den Zusammenhang illustriert Abb. 2.1.

2.3.1.2 Demenzpräventive Ansätze

Eine Übersicht möglicher präventiver Mechanismen und Maßnahmen findet sich in Abb. 2.2.

Bildung und Demenz

Eine Reihe von Untersuchungen zeigte einen Zusammenhang zwischen einem höheren Bildungsstand und reduzierter Demenzwahrscheinlichkeit. Bildung ist in den Studien standardisiert über Ausbildungsjahre definiert (Schulabschluss, Hochschulabschluss). Jedoch ist davon auszugehen, dass

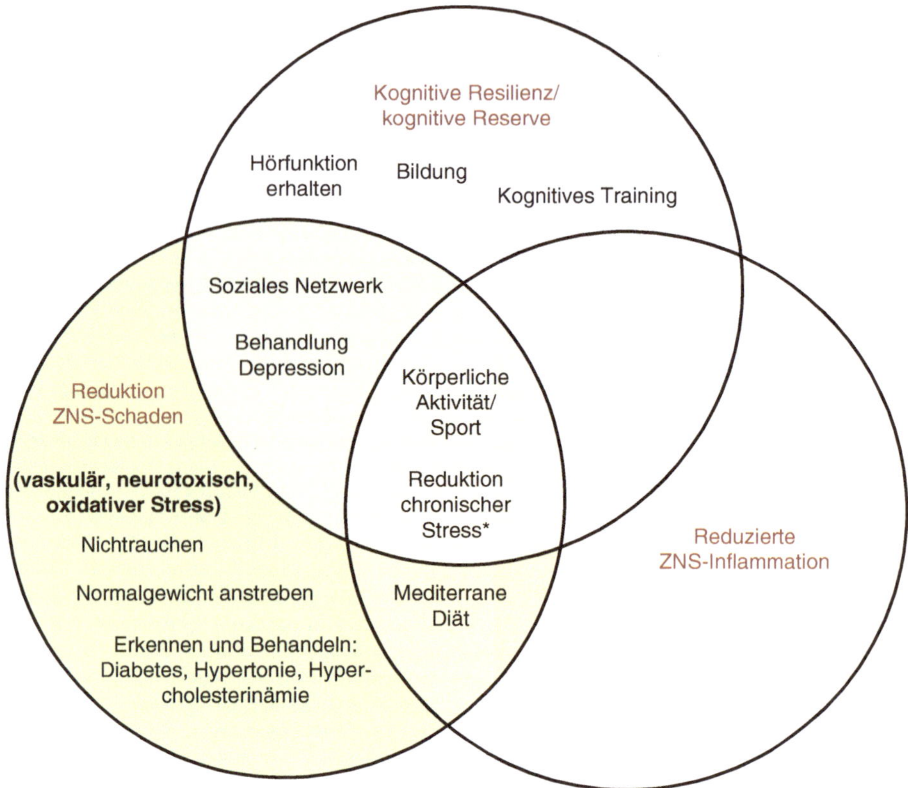

Abb. 2.2 Demenzprävention: Potenzielle Mechanismen und Maßnahmen (modifiziert nach Livingston et al. 2017). *ZNS* zentrales Nervensystem, * z. B. Meditation, achtsamkeitsbasierte Verfahren

viele Gebildete über eine Reihe weiterer, lebensstilbezogener demenzprotektiver Faktoren verfügen, wie geistige und körperliche Aktivitäten, Gesundheitsverhalten, soziale Interaktionen, gesunde Ernährung. Kürzlich publizierte Ergebnisse einer amerikanischen Kohortenstudie zur bevölkerungsbasierten Bestimmung der Demenzhäufigkeit versetzten die Fachwelt in Erstaunen: Bei 65-Jährigen und Älteren sank die Demenzhäufigkeit im Zeitraum von 2000 bis 2012 von 11,6 % auf 8,8 % (Langa et al. 2017). Bereits im Vorjahr war von einem Rückgang der Demenzhäufigkeit in zwei europäischen Studienkohorten (Bevölkerungsgruppen mit gemeinsamen demografischen Merkmalen, z. B. Geburtsjahr) berichtet worden (Wu et al. 2016). In der amerikanischen Studie wurde darüber hinaus ein positiver Zusammenhang zwischen steigender Bildung und sinkender Demenzwahrscheinlichkeit erstmalig bevölkerungsbasiert gezeigt.

Körperliche Aktivität, geistige Aktivität und Demenz

Regelmäßige körperliche und geistige Aktivität haben einen demenzpräventiven Effekt. Die Befunde weisen nicht nur darauf hin, dass sich durch körperliche und geistige Fitness hirnpathologische Veränderungen funktionell länger kompensieren lassen (im Sinn des Konzepts der kognitiven Reserve; Stern 2009), sondern dass Aktivität zu reduzierten β-Amyloid-Ablagerungen im Gehirn führt (Head et al. 2012; Wirth et al. 2014), was experimentell im Mausmodell ebenfalls gezeigt wurde (Lazarov et al. 2005).

Verglichen mit körperlich inaktiven, kognitiv gesunden Älteren zeigten Ältere mit körperlich hoch aktivem Lebensstil ein 38 % niedrigeres Demenzrisiko, wobei das Ausmaß der Aktivität in den Studien unterschiedlich war (Sofi et al. 2011).

Die Empfehlung der Weltgesundheitsorganisation (WHO) für Menschen ab 65 Jahren lautet wöchentlich mindestens 150 Minuten moderate (50–60 % der persönlichen Maximalleistung) aerobe Belastung (http://www.who.int/dietphysicalactivity/global-PA-recs-2010.pdf). Körperliches Training verbessert die kognitive Leistungsfähigkeit bei kognitiv gesunden Älteren (Smith et al. 2010; Ruscheweyh et al. 2011) und führt, abhängig von der Verbesserung der Gedächtnisleistung, zu einer Volumenzunahme des Hippocampus (Erickson et al. 2011).

Die Datenlage zum Einfluss von kognitivem Training auf die geistige Leistungsfähigkeit und Demenzprävention ist deutlich geringer und inkonsistent. Unumstritten ist, dass ein höheres Niveau an geistiger Aktivität einen protektiven Effekt hat (Hall et al. 2009). Das Problem des gezielten kognitiven Trainings bei Älteren ist, dass sich die Trainingsleistungen in den trainierten Bereichen zwar gut steigern lassen, sich die Lernzuwächse aber, anders als bei Jüngeren, nur sehr gering auf andere Bereiche übertragen lassen, z. B. in den Alltag. Wir zeigten, dass die 20 % der gesunden Älteren, die diesen Transfer der Lernleistungen nach Durchlaufen eines kognitiven Trainingsprogramms bewältigten, eine bessere Vernetzung der beiden Hirnhälften aufwiesen (Bereich vorderes Corpus callosum; Wolf et al. 2014). Ob sich diese, für das Lernen wichtige Transferfähigkeit etwa durch geistige oder körperlich-koordinative Übungen verbessern lässt, wird gerade in einer großen, multizentrischen Studie untersucht.

Stress und Demenz

Chronisches Stresserleben reduziert die kognitiven Fähigkeiten und führt zu einem verstärkten kognitiven Abbau bei Älteren (Aggarwal et al. 2014; Feeney et al. 2018). Ein typisches Beispiel hierfür sind Lebenspartner oder pflegende Angehörige von Menschen mit Demenz, die aufgrund der chronischen Stressbelastung nicht nur ein hohes Depressionsrisiko, sondern auch ein deutlich erhöhtes Demenzrisiko haben (Brummett et al. 2013). Aktuelle Studien zeigen, dass stressreduzierende psychologische Verfahren sowie achtsamkeitsbasierte Verfahren und Formen der Meditation („mindfulness based stress reduction") das Risiko eines kognitiven Abbaus bei Risikopersonen (Patienten mit MCI) reduzieren können (Russell-Williams et al. 2018).

Vaskuläre Risikofaktoren und Demenz

Die vaskulären Risikofaktoren Diabetes mellitus, arterielle Hypertonie, Fettstoffwechselstörung und Nikotinabusus erhöhen das Risiko für eine Demenzentwicklung. Umgekehrt führt eine Reduktion der vaskulären Risiken mit hoher Wahrscheinlichkeit zu einem verminderten Demenzrisiko (Meng et al. 2014).

Depression und Demenz

Depression ist ein Risikofaktor für eine Demenzentwicklung. Ob und inwieweit rezidivierende Depressionen im jüngeren Erwachsenenalter das Risiko für eine spätere Demenz erhöhen, wird kontrovers diskutiert, da die Datenlage nicht konsistent ist. Sicher ist aber, dass die Altersdepression (Depression ab dem 65. Lebensjahr) das Risiko für eine Demenzentwicklung erhöht (Bellou et al. 2017; Singh-Manoux et al. 2017). Bei Patienten mit demenzieller Entwicklung und Depression oder beginnender Depressivität können mehr Alzheimer-spezifische Biomarker (v. a. β42-Amyloid-Konzentration im Liquor) nachgewiesen werden als bei Alzheimer-Patienten ohne Depressivität (Sun et al. 2008). Möglicherweise ist diese Form der Depression, also die Altersdepression, als frühes Symptom einer Alzheimer-Demenzentwicklung aufzufassen und nicht nur als Risikofaktor. Naheliegend ist in jedem Fall, dass chronischer Stress bei beginnendem kognitiven Abbau ursächlich mit der (reaktiven) Depression zusammenhängt und zugleich eine Beschleunigung der Alzheimer-Demenzentwicklung bewirkt. Es wurde gezeigt, dass depressive Patienten mit MCI und zerebralem Amyloid (PET) schneller eine Demenz entwickeln als nicht depressive, amyloidpositive MCI-Patienten (Moon et al. 2017). Depressionen führen gerade im Alter neben dem erheblichen Leidensdruck zur Entwicklung oder Verschlechterung von körperlichen Erkrankungen und zu einer ernst zu nehmenden Suizidalität (s. auch Abschn. 2.3.2). Deshalb muss eine Depression erkannt und behandelt werden.

Ernährung und Demenz

Ernährung kann ein relevanter Modulator des Demenzrisikos sein. Mit der sog. mediterranen Diät kann die kognitive Leistungsfähigkeit besser aufrechterhalten und das Demenzrisiko reduziert werden (Valls-Pedret et al. 2015; Hardman et al. 2016). Wenn es auch eine ganze Reihe weiterer interessanter Ansätze mit positiven Befunden gibt, so lassen die derzeit verfügbaren Daten jedoch nicht zu, weitere Diäten und Nahrungsergänzungsmittel zu empfehlen, wie z. B.: Vitamin B, Vitamin D, Vitamin C, Vitamin E, Fischöl, mehrfach ungesättigte Fettsäuren, grüner Tee, Resveratrol (Rotwein; Forbes et al. 2015; s. auch Kapitel 5).

2.3.2 Depression

Nach der Demenz stellt die Depression mit einer Prävalenz von etwa 7 % die zweithäufigste psychische Störung im Alter dar (Übersicht in Fellgiebel und Hautzinger 2017). Die Altersdepression (Manifestation ab dem 65. Lebensjahr) zeichnet sich durch altersspezifische Ursachen aus, wie altersassoziierte, psychosoziale Bedingungen, reduzierte kognitive Fähigkeiten und altersassoziierte hirnorganische Faktoren. Das klinische Bild unterscheidet sich häufig von der typischen depressiven Episode bei jüngeren Erwachsenen: Ältere klagen z. T. ausschließlich über körperliche Symptome; die Kernsymptome der Depression stehen oft nicht im Vordergrund. Die Depression ist bei Älteren eine besonders ernst zu nehmende Erkrankung, die neben dem Verlust von Lebensqualität mit einem hohen Suizidrisiko einhergeht. Es ist davon auszugehen, dass viele Fälle von Altersdepression nicht erkannt oder nicht diagnostiziert werden. Wirksame Therapien erhalten ebenfalls nur eine Minderheit der Betroffenen. Dabei existieren eine Reihe wirksamer präventiver und therapeutischer Maßnahmen, wobei v. a. auf die gute Wirksamkeit spezialisierter Psychotherapieprogramme hingewiesen sei, die auf die psychosozialen und kognitiven Besonderheiten Älterer abgestimmt sind (Hautzinger et al. 2017). Auch Depressive mit leichter Demenz können erfolgreich psychotherapeutisch behandelt werden (Linnemann and Fellgiebel 2017).

Für die Prävention sind verschiedene Aspekte von Bedeutung: Es wurde wiederholt gezeigt, dass vulnerable Personen mit schon leichten depressiven Symptomen von Beratungsprogrammen und sog. Colloborative-Care-Programmen profitieren und sich so Depressionen bei Älteren vermeiden lassen (Gilbody et al. 2017; Wong et al. 2018). Diese Möglichkeit präventiver Risikoreduktion sollte v. a. für besonders vulnerable Ältere angeboten werden, etwa pflegende Angehörige von Menschen mit Demenzerkrankung, die eine hohes Depressionsrisiko haben und von präventiven Maßnahmen profitieren, die den chronischen Stress reduzieren. Bei pflegenden Angehörigen von Menschen mit Demenz wurden depressionspräventive Effekte schon durch die alleinige Teilnahme an Angehörigengruppen gezeigt (Chien et al. 2011). Darüber hinaus wurde ein Zusammenhang von zerebraler Mikroangiopathie und Altersdepression gezeigt (van Agtmaal et al. 2017), weshalb eine effektive Reduktion der vaskulären Risiken auch eine depressionspräventive Maßnahme darstellt.

Die hohe Suizidgefährdung Älterer macht die Notwendigkeit einer besseren Diagnostik depressiver Syndrome besonders deutlich (Van Orden and Deming 2017). Die Patienten gehen i. d. R. zum Hausarzt und werden wegen diverser somatischer Beschwerden behandelt, jedoch oft nicht wegen ihrer Depression. Auch unter den multimorbiden Patienten in der Geriatrie findet sich eine hohe Rate an Depressiven. In diesem Zusammenhang sei darauf hingewiesen, dass die geriatrische Gebrechlichkeitsdefinition („frailty") eine Reihe von Kriterien (Motivationsschwäche, Gewichtsabnahme, Erschöpfung, reduzierte Aktivität) enthält, die auch das depressive Syndrom auszeichnen, sodass in der Gruppe der gebrechlichen Patienten besonders auf mögliche Depressivität geachtet werden sollte (Vaughan et al. 2015).

Fazit

- Die häufigste Form der Demenz ist die Alzheimer-Demenz, die, zusammen mit der Mischform Alzheimer-Pathologie plus zerebro-vaskuläre Pathologie, heute rund 70 % der Demenzfälle ausmacht.
- Der Nachweis der demenztypischen Veränderungen im Gehirn mit bildgebenden Verfahren bedeutet nicht automatisch die klinische Manifestation mit Symptomen und geistigen Einschränkungen.
- Die individuell sehr unterschiedliche Kompensationsfähigkeit von zerebraler Pathologie und die Aufrechterhaltung der geistigen Leistungsfähigkeit lässt sich durch Resilienz- und Vulnerabilitätsfaktoren erklären, die die Möglichkeit von demenzpräventiven Maßnahmen eröffnen:
  - Demenzerkrankungen werden gefördert durch chronischen Stress und durch Altersdepression. Deshalb gilt es, die Stressfaktoren zu reduzieren sowie die Altersdepression zu erkennen und zu behandeln.
  - Einer Demenzerkrankung kann auch noch im Alter durch ein soziales Leben mit Kontakt zu anderen Menschen, durch geistige und vor allem körperliche Aktivität sowie eine gesunde Ernährung entgegengewirkt werden.
  - Eine deutliche Reduktion der vaskulären Demenzrisiken kann durch eine erfolgreiche Behandlung von Diabetes, hohem Blutdruck und Fettstoffwechselstörung sowie durch das Einstellen des Rauchens erreicht werden.

2.4 Muskelschwäche und Gebrechlichkeit

Jascha Wiechelt

Ein Beispiel aus der Praxis

Die Kinder eines hochbetagten Mannes fragten einen Arzt, ob der mit Gehstütze leidlich mobile Vater von einem Rollator profitieren würde, da er seit dem Tod der Ehefrau seit zwei Jahren zunehmend körperlich und geistig abbauen würde. Die Hoffnung der Kinder bestand in der Erweiterung seines Bewegungsradius und in der Zunahme der Sicherheit und Aktivität durch Anschaffung dieses Hilfsmittels. Nach einem halben Jahr waren die Kinder erneut in Kontakt mit dem Arzt und berichteten von einem Wandel der Entscheidung: Statt eines Rollators wurde dem Senior ein Gutschein für ein Fitnessstudio geschenkt. Der Senior besuchte tatsächlich das Fitnessstudio regelmäßig und so kam es, dass er aktuell sogar keine Gehstütze mehr benötigte. Seine Kinder zeigten sich verblüfft von der Aktivität und Vitalität des Vaters, er sei ohne Gehstock selbstständig sicher mobil und wieder fröhlich, interessiert und lebensbejahend, was seit dem Tod der Ehefrau nicht mehr zu beobachten war.

2.4.1 Einleitung

Altersbedingte Veränderungen am Bewegungsapparat sind komplex und vielschichtig, beginnen oftmals schon deutlich vor dem Eintritt in das hohe Alter. Ab dem 30.–40. Lebensjahr geht die Funktionalität und Leistungsfähigkeit des menschlichen Körpers, bezogen auf seine einzelnen Organsysteme, um etwa 10–15 % pro Jahrzehnt bzw. etwa 1 % pro Jahr zurück. Dies zeigt sich nicht nur am zentralnervösen, kardiovaskulären, renalen oder urogenitalen System, sondern auch am Bewegungsapparat (Klotz 2002). Beim muskuloskelettalen System geht man davon aus, dass ab dem 50. Lebensjahr der Abbau insbesondere der Muskelmasse 1,5 % pro Jahr und ab dem 60. Lebensjahr sogar 3 % pro Jahr beträgt (von Haehling et al. 2010). Des Weiteren tritt ein altersbedingter Knorpel- und Knochenabbau auf sowie Veränderungen des neuromuskulären Systems, was z. B. zur Verschlechterung (Bewegungseinschränkung, Schmerzentwicklung) einer zuvor kompensierten Arthrose durch die nun fehlende muskuläre Unterstützung führen kann (Kirkendall und Garrett 1998). Hinzu kommen Muskelschwäche (Sarkopenie) und Gebrechlichkeit (Frailty; Schoene et al. 2017).

2.4.2 Sarkopenie

Im Jahr 1988 ist erstmalig durch Irwin H. Rosenberg der Begriff der Sarkopenie (aus dem griechischen „sarx" für Fleisch und „penia" für Mangel, also Fleischmangel bzw. Muskelmangel) vorgeschlagen worden, der seitdem in der Klinik Verwendung findet (Rosenberg 1997). Die Sarkopenie ist ein geriatrisches Syndrom, das gekennzeichnet ist durch krankheitsbedingten, speziellen altersbedingten Verlust der Muskelmasse und der Funktion, der über den altersphysiologischen Abbau hinausgeht.

Zu den **Ursachen** der Sarkopenie zählen Mangelernährung (s. Kap. 5), Demenzen, veränderter Muskelstoffwechsel, entzündliche Prozesse und ein bewegungsarmer Lebensstil. Die Sarkopenie ist klinisch relevant, da sie zur Entwicklung von Gebrechlichkeit (Frailty; s. Abschn. 2.4.3) beiträgt und mit Stürzen, Frakturen sowie erhöhter Hospitalisierung und Mortalität assoziiert sein kann. Sie führt zum Verlust von Selbstständigkeit, Alltagskompetenz (Durchführung von Aktivitäten des täglichen Lebens) sowie ungünstigen Verläufen von Operationen und Krankenhausaufenthalten (Dennison et al. 2017). Die Häufigkeit der Sarkopenie nimmt mit steigendem Alter zu; sie liegt bei über 65-jährigen Männern und Frauen um 10 %, bei Männern über 80 Jahre bei über 30 % (Dennison et al. 2017).

Die **Diagnose** wird gestellt durch den Nachweis des Verlusts der Muskelmasse und der Funktionalität (Quantifizierung von Muskelkraft und -funktion). Die Messung der Muskelmasse erfolgt i. d. R. mit der Dualenergie-Röntgen-Absorptiometrie (DXA) oder einfacher, wenngleich fehleranfälliger, durch die Messung des Waden- oder des Oberarmmuskelumfangs (Umfang der Waden sollte nicht unter 31 cm liegen und der des Oberarms nicht unter 22 cm). Die Muskelfunktion wird bestimmt durch die Handkraftmessung mit einem Handdynamometer sowie durch die Messung der Ganggeschwindigkeit über eine definierte Strecke.

Eine **Prävention** der Sarkopenie kann erreicht werden durch die folgenden Maßnahmen:

- Vermeidung von Mangelernährung insbesondere von Eiweißmangel (s. Kap. 5)
- Ausreichende Vitamin-D-Zufuhr von 700 bis 1000 IE (s. Kap. 5)
- Körperliches Training zum Erhalt von Muskelmasse, -kraft und -leistung durch langfristiges, regelmäßiges Krafttraining

Die besten Ergebnisse lassen sich erzielen mit regelmäßiger Aktivität. Empfehlenswert sind fest etablierte (Bewegungs-)Programme von Vereinen oder Institutionen, in denen eine Beratung und Betreuung erfolgt. Ab 65 Jahren und vor Beginn einer sportlichen Betätigung sollte eine ärztliche Eignungsuntersuchung erfolgen.

Eine **Behandlung** der bereits eingetretenen Sarkopenie ist möglich und ähnelt der Prävention. Sie hat insbesondere das Ziel, die für die Alltagsbewältigung notwendige Muskelleistung zu verbessern und besteht neben einer Anpassung der Ernährung in einer Steigerung der Aktivität (Sport- bzw. Bewegungsprogramme) sowie Maßnahmen, die Psyche und Körper aktivieren.

2.4.3 Frailty

Mit dem Begriff Frailty (im deutschen oft durch Gebrechlichkeit übersetzt) wird gemäß internationalem Konsens ein weiteres geriatrisches Syndrom beschrieben, das Patienten mit verminderter funktioneller Reserve, abnehmender Widerstandsfähigkeit gegenüber Stress und einer erhöhten Vulnerabilität (Anfälligkeit) gegenüber negativen Gesundheitsereignissen (Institutionalisierung, Krankenhausaufenthalte, Operationen) kennzeichnet (Morley et al. 2013). Der alte Organismus verliert zunehmend seine

Leistungs- bzw. Kompensationsfähigkeit und wird anfälliger für Erkrankungen. Frailty betrifft sozusagen den ganzen Menschen mit Körper und Geist.

Die **Ursachen** sind ein komplexer und altersbedingter Abbau von immunologischen, hormonellen, metabolischen und neuromuskulären Prozessen. Während die Sarkopenie eine zentrale Rolle bei der Entstehung von Frailty spielt, ist erstere jedoch auf den muskuloskelettalen Abbau begrenzt, wo hingegen Frailty auch psychische und soziale Faktoren umfasst, wenngleich die Übergänge von Sarkopenie zu Frailty und zu Mangelernährung oder Depression fließend und überlappend sein können. Wie bei der Sarkopenie sind ursächlich ebenfalls inflammatorische (entzündliche) Prozesse in der Entstehung von Frailty von Bedeutung. Die bei Entzündungen freigesetzten Zytokine bewirken die typischen Veränderungen wie den Abbau von Muskelprotein und eine verminderte Eiweißsynthese.

Einen Überblick über die Gemeinsamkeiten von Sarkopenie und Frailty, deren Ursachen und Folgen gibt Abb. 2.3.

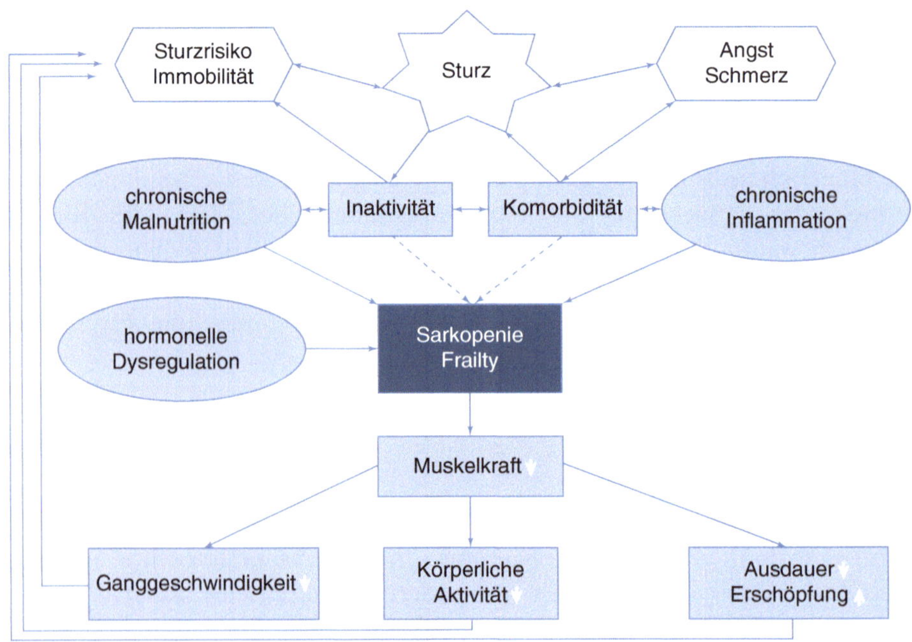

Abb. 2.3 Circulus vitiosus von Mangelernährung, Sarkopenie und Frailty (Modifiziert nach Bauer 2016)

International bestehen bei Frailty noch keine einheitlichen **Diagnose**kriterien. In der klinischen Praxis werden häufig die folgenden Merkmale angewandt (Fried et al. 2001):

- Unbeabsichtigter Gewichtsverlust (>10 % pro Jahr bzw. 5 % pro sechs Monate)
- Allgemeine Erschöpfung (vom Patienten subjektiv wahrgenommen)
- Muskelschwäche, d. h. Abnahme der groben Kraft (Handkraftmessung)
- Langsame Gehgeschwindigkeit
- Geringe körperliche Aktivität (reduzierter Energieverbrauch)

Wenn drei der fünf genannten Kriterien zutreffen, gilt der Patient als gebrechlich. Als Pre-Frailty werden Patienten beschrieben, die ein oder zwei Kriterien erfüllen.

Die **Häufigkeit** von Frailty wurde in einer Untersuchung des Robert Koch-Instituts in Deutschland (zwischen 2008 und 2011) für die Gruppe der 65- bis 79-Jährigen mit 2,8 % bei Frauen und 2,3 % bei Männern angegeben. Die Häufigkeit der Pre-Frailty lag deutlich höher mit 38,8 % (40,4 % der Frauen, 36,0 % der Männer; Fuchs et al. 2016).

Die Diagnose Frailty hat eine erhebliche klinische Bedeutung, da Frailty häufig mit körperlichen Behinderungen und Einbußen der Selbstständigkeit einhergeht und die **Prognose** ungünstig ist. Innerhalb von drei Jahren nach Diagnose kommt es gehäuft zu Stürzen, Verschlechterung der Mobilität und Lebensqualität, Klinikeinweisung und Tod. Ein Zusammenhang mit anderen Erkrankungen wurde beschrieben (Ritt et al. 2016), dies gilt für chronische Lungen- oder Nierenerkrankungen, Rheuma-, Herz-, Krebs- und Lebererkrankungen, Diabetes mellitus, Osteoarthritis, Trauma oder Operationen, für kritisch Kranke (Intensivpatienten), aber auch für Patienten mit Depression (Collard et al. 2015), was leider häufig unterschätzt wird. Die Beziehungen sind wechselseitig, häufig ist die Ursache nicht eindeutig zu identifizieren.

Ein Beispiel aus der Praxis soll diese Zusammenhänge deutlich machen: Ein Patient erleidet als Folge eines Sturzes eine Schenkelhalsfraktur, die trotz Rehabilitation Bewegungseinschränkung im häuslichen Bereich nach sich zieht und durch die große Angst vor einem erneuten Sturz noch verstärkt wird („post fall depression"). Hinzu kommen Schmerzen durch eine unzureichende Medikation, was die (frakturbedingte) Inaktivität verschärft und zur sozialen Isolation des Patienten führt sowie die Entwicklung einer Angstdepression fördert, die den Patienten im wahrsten Sinn des Wortes *„lähmt"*.

Das Beispiel steht für viele typische Patientencharakteristika, wie sie jeder Geriater zuhauf erlebt. Eine solche Negativspirale muss unterbrochen werden. Dies kann nur durch eine Zusammenarbeit aller Therapiegebiete erfolgreich und nachhaltig gelingen.

Grundsätzlich gilt auch für Frailty, dass **Prävention** wirksam ist und im frühen Stadium, also in der Primärprävention, die Symptome durch die u. g. Maßnahmen reversibel sind.

Die präventiven Maßnahmen werden unterteilt in **primäre, sekundäre und tertiäre Prävention**.

Das Ziel der **primären Prävention** mit den folgenden Schwerpunkten ist die Verhinderung von Frailty und möglichst lange Aufrechterhaltung eines eigenständigen Lebens (Sternberg et al. 2011):

- Vermeidung kardiovaskulärer Risikofaktoren
- Körperliche und sportliche Betätigung
- Gute, ausgewogene Ernährung
- Übernahme von Aufgaben
- Soziale Kontakte (Familie, Freunde, Vereine)

Zur **sekundären Prävention** – also bei Pre-Frailty – wird zur Verhinderung des Fortschreitens empfohlen:

- Behandlung der zugrunde liegenden chronischen Erkrankung
- Vermeidung des weiteren Rückgangs der Muskelmasse oder des Gewichts
- Körperlich und geistig so aktiv wie möglich bleiben

Als **tertiäre Prävention** bei Patienten mit vielen Erkrankungen gilt es, schwerwiegende gesundheitliche Folgen wie Verlust der Autonomie, Pflegebedürftigkeit und Mortalität zu verhindern, zu reduzieren oder hinauszuschieben:

- (Früh-)Rehabilitation bei akuten Erkrankungen
- Verlust an Kraft oder Gewicht wieder aufholen
- So lange wie möglich mobil und selbstständig bleiben
- Adäquate Hilfs- und Heilmittelverordnung
- Proteinreiche Kost, gegebenenfalls Ergänzungsmittel
- Lebensqualität erhalten und Verschlechterung vermeiden

Kurz gefasst geht es im Wesentlichen um die Steigerung der körperlichen Aktivität sowie die Optimierung der Ernährung, um den weiteren Abbau von Skelettmuskelmasse und -funktion zu verhindern.

Medikamente zur gezielten Behandlung von Sarkopenie und Frailty werden aktuell erforscht, stehen aber gegenwärtig nicht zur Verfügung.

Seit Jahren weisen Daten auf einen Zusammenhang zwischen Vitamin-D-Mangel, der körperlichen Leistungsfähigkeit sowie dem Frailty-Status älterer Patienten hin (Phillips 1986), jedoch wurde bisher die Wirksamkeit nicht in allen Untersuchungen zweifelsfrei belegt (Spira 2013). Daraus eine präventive Gabe von Vitamin D abzuleiten liegt nahe, bedarf aber zum Beweis der Wirksamkeit weiterer größerer Studien.

Fazit

- Altersbedingte Veränderungen am Bewegungsapparat sind komplex und vielschichtig; sie beginnen oftmals schon deutlich vor dem Eintritt in das hohe Alter.
- Hinzu kommen Muskelschwäche (Sarkopenie) und Gebrechlichkeit (Frailty). Sie sind die häufigsten Syndrome, die zu erheblichen Beeinträchtigungen des Bewegungsapparats älterer, alter und hochaltriger Menschen beitragen, mit der Folge einer Einschränkung der Alltagsaktivitäten und des sozialen Lebens.
- Um diesen Veränderungen entgegenzuwirken oder die Verschlechterung hinauszuzögern, ist es notwendig, Risikofaktoren (Rauchen, Alkohol, fettreiche Ernährung) zu vermeiden, sich vitamin- und eiweißreich zu ernähren, regelmäßiges körperliches Training zu betreiben und soziale Kontakte zu haben, also gemäß der sog. geriatrischen „l's" zu leben, die da lauten „leben, lieben, lachen, laben, laufen, lernen", um so ein längeres, eigenbestimmtes Leben zu führen.

Danksagung
Frau Jessica Ahlers wird gedankt für die konstruktive Diskussion und Beratung.

2.5 Osteoporose

Gerhard Schulz

2.5.1 Was bedeutet Osteoporose?

Osteoporose, auch Knochenschwund genannt, ist eine das Skelettsystem betreffende Erkrankung, die durch eine verminderte Knochendichte gekennzeichnet ist.

Bei einem Drittel der Frauen jenseits der Wechseljahre kann wegen des dann bestehenden Mangels an weiblichen Hormonen eine Osteoporose eintreten. Jedoch sind auch Männer betroffen. Die Prävalenz (Häufigkeit) liegt bei postmenopausalen Frauen im Alter von 50 bis 60 Jahren bei etwa 15 % und steigt dann im Alter von mehr als 70 Jahren auf 45 % an. Bei Männern liegt sie im Alter von 50 bis 60 Jahren bei 2,4 %, im Alter von mehr als 70 Jahren bei 17 % (Leitlinie des Dachverbandes der Deutschsprachigen Wissenschaftlichen Osteologischen Gesellschaften e. V. 2017). Das Risiko eines 60-jährigen Mannes, bis zu seinem Lebensende einen osteoporosebedingten Knochenbruch zu erleiden, liegt bei 25 % (Epidemiology Study 2004).

Die Osteoporose kann auch Folge der Überfunktion von Nebenniere oder Schilddrüse sowie von entzündlichen Allgemeinerkrankungen sein oder als Medikamentennebenwirkung, z. B. Kortison, bei Männern und Frauen vorkommen.

Die Osteoporose stellt ein komplexes Krankheitsbild mit vielen Ursachen dar und erfordert deshalb eine Abklärung in enger Abstimmung zwischen Hausarzt und Endokrinologen.

Folgende Faktoren begünstigen die Entstehung einer Osteoporose:

- Alter ab dem 50. Lebensjahr und weibliches Geschlecht
- Mangelnde körperliche Aktivität
- Zu viel tierisches Eiweiß und hoher Kochsalzkonsum
- Kalzium- und Vitamin-D-Mangel
- Medikamente (wie z. B. Kortison)
- Familiäre Vorbelastung
- Niedriges Körpergewicht Body-Mass-Index unter 20 kg/m^2
- Rauchen und/oder übermäßiger Alkoholgenuss

Die Osteoporose verläuft schleichend und muss im Anfangsstadium nicht zwangsläufig mit Beschwerden einhergehen. Oft ist ein Bruch des Oberschenkelhalses, des Unterarms oder von Wirbelkörpern ein erster Hinweis auf eine Osteoporose.

Knochenbrüche sind das eigentliche Problem der Osteoporose. Ursächlich dafür sind etwa Fehlbelastungen der Wirbelsäule oder aber Stürze.

Das Sturzrisiko älterer Menschen erhöht sich infolge mangelnder körperlicher Aktivität. Ohne körperliche Aktivität werden die Muskeln schwächer, was zu Störungen im Bewegungsfluss, Bewegungsrhythmus und Bewegungstempo führt. Zudem erhöhen Einschränkungen des Sehvermögens, der kognitiven und der sensomotorischen Fähigkeiten sowie Schwindel die Sturzgefahr. Brüche des Schenkelhalses etwa nehmen zwischen dem 50. und 90. Lebensjahr pro Lebensjahrzehnt um das Zwei- bis Vierfache zu und die Häufigkeit von Wirbelkörperbrüchen verdoppelt sich.

Sind die Wirbelkörper betroffen, kann die Körperlänge um bis zu 20 cm abnehmen. Das Gemälde „Die Eltern des Künstlers" von Philipp Otto Runge

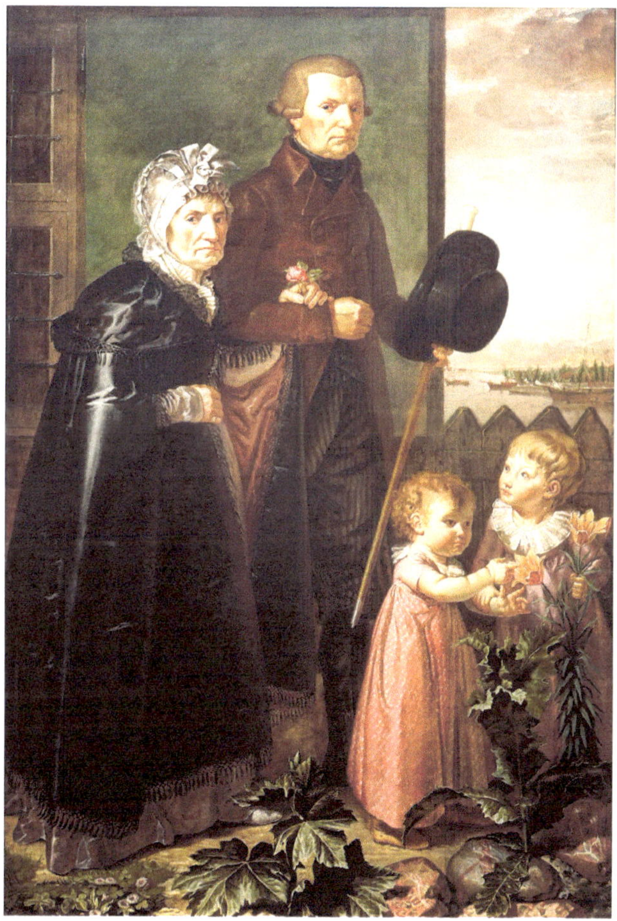

Abb. 2.4   Gemälde von Philipp Otto Runge 1777–1810 „Die Eltern des Künstlers"
(Wikipedia, Philipp Otto Runge, public domain)

(Abb. 2.4) zeigt diesen Zustand am Bildnis seiner Eltern bzw. der Mutter ganz
deutlich: Die Oberlänge des Körpers der Mutter ist gegenüber der Unterlänge
deutlich verkürzt, was insbesondere im Vergleich mit dem stolz aufrecht ste-
henden Vater sichtbar ist.

Einbrüche von Wirbelkörpern oder ein Oberschenkelhalsbruch gehen mit
erheblichen Schmerzen einher, selbst wenn Oberschenkelhalsbrüche zügig
belastungsstabil operiert werden. Dabei kann es bis zur kompletten
Invalidisierung der Betroffenen kommen. Im Jahr 2009 waren in Deutschland
wegen eines Wirbelkörpers- oder Oberschenkelhalsbruchs 5,2 Mio. Frauen
und 1,1 Mio. Männer erkrankt.

2.5.2 Wie kann eine Osteoporose erkannt werden?

Rückenschmerzen, Abnahme der Körperlänge um mehr als 5 cm bzw. 2 cm pro Jahr mit lokalen Schmerzen, Knochenbrüche ohne große Gewalteinwirkung – etwa ein Sturz auf gleicher Ebene, der zu einem Bruch des Unterarms bzw. der Speiche führt – sollten Veranlassung geben, an eine Osteoporose zu denken. Die Knochendichtemessung an der Lendenwirbelsäule und den Schenkelhälsen kann die Diagnose sichern. Dieses Verfahren ist für Patienten wenig belastend. Eine Mineralsalzminderung, die unterhalb eines statistischen Maßes von 2,5 Standardabweichungen liegt, bezogen auf die durchschnittliche Knochendichte einer 35-jährigen Frau, wird als Osteoporose bezeichnet. Der Graubereich von 1 bis 2,5 Standardabweichungen ist ein Warnbereich und wird Osteopenie (Mineralsalzmangel) genannt (Abb. 2.5).

Anhand der Knochendichtemessungen und weiterer Befunde, etwa einer Überfunktion der Schilddrüse, der Nebenschilddrüse, einem Mangel an Geschlechtshormonen oder aber an Vitamin D, kann das Risiko, Knochenbrüche zu erleiden, ermittelt werden.

2.5.3 Wie ist Osteoporose und Knochenbrüchen vorzubeugen?

Der menschliche Knochen entwickelt sich besonders schnell mit Beginn der Geschlechtsreife (Pubertät) und erreicht seinen höchsten Mineralsalzgehalt im Alter von 35 Jahren (Abb. 2.5). Knochen besteht zu einem hohen Anteil

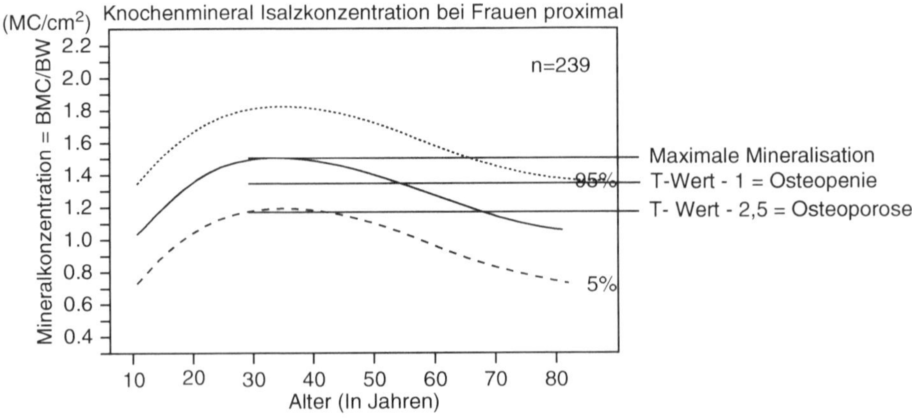

Abb. 2.5 Entwicklung der Knochendichte sowie Grenzwerte für Osteopenie und Osteoporose. *BMC* „bone mineral content"; *BW* „bone width"

aus Kalzium, das ihm seine Festigkeit gibt. Eine ausreichende Zufuhr von Kalzium ist daher in der Zeit des Wachstums und damit in der Jugend eine zwingende Voraussetzung für die Bildung fester Knochen und im Alter, wenn die Knochendichte abnimmt, eine gute Maßnahme, einer Osteoporose vorzubeugen (Srivastava et al. 2002). Daher gehören Milch und Milchprodukte, die viel Kalzium erhalten, unbedingt zur Ernährung älterer Menschen (Sahni et al. 2017) (Tab. 2.1).

Auch bei Erwachsenen und älteren Menschen wird der Knochen ständig in Abhängigkeit von seiner Belastung umgebaut. Eine tägliche Kalziumzufuhr von 1000 mg ist notwendig, bzw. bei Menschen über 50 Jahre von 1200 mg, um nicht in einen Kalziummangel, der Osteoporose fördert, zu geraten. Neben Kalzium muss auch ausreichend Vitamin D (mindestens 800 IE) zugeführt werden (s. Kap. 5). Sogenannte Kalziumräuber sind phosphathaltige Limonaden (Cola-Getränke) sowie ein zu hoher tierischer Eiweißkonsum (Fleisch und Wurst). Letzterer kann das Frakturrisiko fast um das 4-Fache erhöhen (Bartl 2006).

Wenn Milch und Milchprodukte nicht vertragen oder gemocht werden, kann auf andere kalziumreiche, in Tab. 2.1 aufgeführte Lebensmittel zurückgegriffen werden. Auch Mineralwasser mit hohem Kalzium- und niedrigem Natriumgehalt kann dazu beitragen, den täglichen Kalziumbedarf zu decken. Hier muss gegebenenfalls der Getränkehändler befragt werden, welches Mineralwasser dafür infrage kommt.

Knochen kann sich nur richtig entwickeln und seine volle Festigkeit entwickeln, wenn zudem ausreichend Sport betrieben wird und die Muskeln trainiert werden. Hier gilt: Wie die Muskeln, so der Knochen. Sportliche Aktivitäten haben deshalb einen hohen Stellenwert in der Vorbeugung der Osteoporose.

Tab. 2.1 Kalziumgehalt verschiedener Lebensmittel

Gruppe	Lebensmittel	Kalziumgehalt (mg pro 100 g Lebensmittel)
Gemüse/Salat	Grünkohl	200–250
	Rucola, Kresse	150–200
	Chinakohl, Fenchel, Broccoli	100–150
	Bleichsellerie	80
Früchte	Feigen (getrocknet)	250
Samen	Amaranth	490
	Sesam	800
	Mandeln	250
	Haselnüsse	225
	Paranüsse	170
Sonstiges	Vollkornbrot	50–100
	Mineralwasser	2–500 (pro Liter)
	Eier	125

Im Alter nehmen Umfang und Kraft der Muskulatur ab. Das ist im Prinzip ein völlig natürlicher Vorgang, wenn auch individuell sehr unterschiedlich ausgeprägt. Ein fortschreitender Verlust der Muskelmasse beginnt mit etwa 40 Jahren. Dieser Abbau wird auf ungefähr 8 % pro Jahrzehnt bis zum Alter von 70 Jahren geschätzt. Danach erhöht sich der Verlust auf 15 % pro Jahrzehnt.

Körperliche Aktivität kann jedoch dieser Entwicklung durch Stärkung von Muskulatur und Knochen entgegenwirken. Zügiges Gehen, dreimal pro Woche, jeweils etwa 30 Minuten, hat bereits einen günstigen Einfluss auf die Muskulatur. Ausdauerbewegungsarten wie Gehen, Laufen, Wandern oder Treppensteigen eignen sich zur Osteoporoseprophylaxe besser als Schwimmen oder Radfahren, weil dabei das ganze Gewicht des Körpers das Skelett belastet und die Muskulatur trainiert.

Ein zusätzliches Kraft-, Geschicklichkeits- und Gleichgewichtstraining kann gezielt Stürzen vorbeugen. Wer z. B. die Beinmuskeln kräftigt, wird mit der Zeit einen sichereren Gang und Stand erreichen.

Ein sog. Hüftprotektor (Hilfsmittel in Form einer Schutzunterhose mit seitlichen Verstärkungen) kann zumindest in Seniorenheimen Schenkelhalsbrüche verhindern. Für den häuslichen Bereich aber ist dies noch nicht völlig geklärt. Zudem werden Schutzunterhosen von älteren Menschen oft nicht akzeptiert.

Im häuslichen Bereich kommt der Beseitigung von Stolperfallen, etwa herumliegenden Kabeln, sperrigen Möbeln, unebenen oder verrutschenden Teppichen, eine große Bedeutung bei der Verhinderung von Knochenbrüchen durch Stürze zu. Vorsicht ist bei glatten und feuchten Böden geboten. Zudem sind eine gute, etwa durch Bewegungsmelder gesteuerte Beleuchtung und die richtige Brillenstärke wichtig. Bekleidung darf beim Gehen nicht auf dem Boden schleifen, etwa zu lange Hosenbeine. Das Schuhwerk muss gut und fest am Fuß sitzen, dazu auch rutschfest sein. Sinnvoll kann es sein, im Haus an kritischen Stellen – etwa der Toilette, Badewanne, Dusche – Griffe oder Geländer anzubringen (Reuben et al. 2017).

2.5.4   Medikamentöse Behandlungsmöglichkeiten

Zur Behandlung der Osteoporose stehen seit einigen Jahren verschiedene Medikamente zur Verfügung, die einen erheblichen Fortschritt für Patienten bedeuten. Dazu gehören v. a. Bisphosphonate, spezielle Antikörper oder Abkömmlinge des Nebenschilddrüsenhormons, die den Knochenabbau hemmen bzw. den Aufbau des Knochens fördern. In der Regel sind bei allen den Knochen aufbauenden Medikamenten zusätzlich eine kalziumreiche Ernährung (oder Kalziumpräparate) und eine kontrollierte Vitamin-D-Einnahme erforderlich, um die Wirkung der Medikamente zu gewährleisten.

2.5.5 Was leisten Osteoporoseselbsthilfegruppen?

Expertenvorträge vermitteln Wissen über die Bedeutung, die Folgen und auch die Prävention von Osteoporose im höheren Alter, denn an den Veranstaltungen der Selbsthilfegruppen nehmen nicht nur bereits von Osteoporose betroffene, sondern auch dadurch gefährdete Menschen teil (Edmonds et al. 2017). In Gymnastikgruppen werden Muskelkraft, Bewegung, Koordination und Gleichgewichtssinn trainiert, um Stürze zu vermeiden und die Beweglichkeit im Alltag zu erhalten (Abb. 2.6).

Neben der Gymnastik unter der Leitung von erfahrenen Physiotherapeuten gibt es in Selbsthilfegruppen viele soziale Kontakte, etwa in Gesprächskreisen, bei Ausflügen oder beim gemeinsamen Feiern. In einer eigenen klinischen

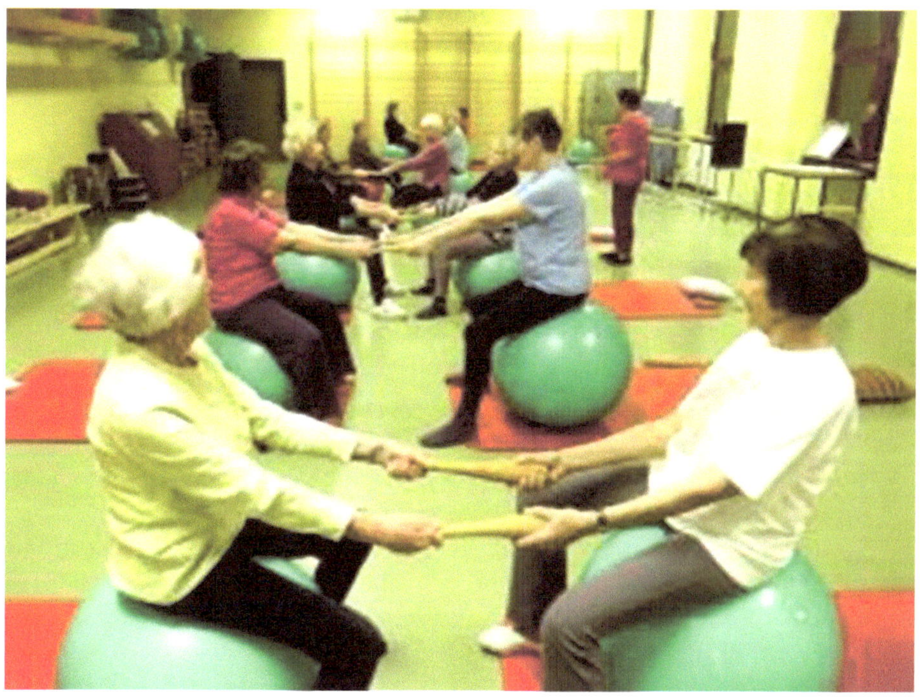

Abb. 2.6 Gruppentraining mit isometrischen Übungen zur Vorbeugung von Osteoporose und Stürzen (fotografiert vom Autor ohne Gesichtserkennung)

Studie wurde festgestellt, dass die soziale Zufriedenheit der von Osteoporose betroffenen oder gefährdeten Menschen, die einer Selbsthilfegruppe angehören, deutlich höher ist als von vergleichbaren Menschen, die keiner Selbsthilfegruppe angehören. Auskünfte zur örtlichen Selbsthilfegruppe sind über die heimische Zeitung, Krankenkassen oder das Internet erhältlich.

Fazit

- Die beste Prävention beginnt in der Jugend mit ausreichender Kalzium- und Vitamin-D-Zufuhr und sportlicher Betätigung.
- Aber auch ältere Menschen können immer noch etwas gegen Beginn und Fortschreiten der Osteoporose selbst tun – nämlich die Ursachen ärztlich untersuchen und behandeln lassen, täglich ausreichend Kalzium und Vitamin D zuführen sowie sich sportlich betätigen.
- Sportliche Betätigung umfasst Training von Beweglichkeit, Gleichgewicht, Koordination und Muskelkraft, mindestens dreimal in der Woche für mindestens 30 Minuten.
- Das Erkennen und Beseitigen von Sehstörungen, Schwindel, häuslichen Stolperfallen vermindert das Sturzrisiko und damit auch die Gefahr von Knochenbrüchen.

2.6 Sturzneigung

Susanne Thomczyk

Viele ältere Menschen zwischen dem 70. und 90. Lebensjahr unterschätzen ihr Risiko zu stürzen erheblich (Delbaere et al. 2010).

Mit zunehmendem Alter steigt die Sturzneigung deutlich an: 30 % der über 65-jährigen Menschen stürzt mindestens einmal im Jahr. Mit jedem Lebensjahrzent verdoppelt sich das Sturzrisiko; 75 % der unfallbedingten Todesfälle im Alter sind Sturzfolgen. Viele Menschen trauen sich jedoch nicht, von ihren Stürzen zu berichten, sodass eine große Dunkelziffer angenommen werden muss (Vetter 2010).

Je älter der Mensch, umso höher die Gefahr von Sturzfolgen. Aufgrund der Osteoporose steigt z. B. das Frakturrisiko und Knochenbrüche können eine erhebliche Einschränkung der Beweglichkeit bis zum Verlust der selbstständigen Lebensführung nach sich ziehen.

In einer australischen Studie wurde berichtet, dass nahezu ein Drittel der Teilnehmer das objektive Risiko und die subjektive Angst vor einem Sturz unterschiedlich und somit falsch einschätzten (Vetter 2010).

2.6.1 Was bedeutet Sturzneigung im Alter?

Sturzneigung bedeutet, dass ältere Menschen in Alltagssituationen bzw. bei normaler körperlicher Bewegung stürzen oder verunfallen. Gemäß der Weltgesundheitsorganisation ist ein Sturz als ein Ereignis definiert, bei dem eine Person unbeabsichtigt zu liegen kommt.

2.6.2 Sturzfolgen

Die Folgen eines Sturzes sind insbesondere im Alter Knochenbrüche typischerweise des Oberschenkelhalses, der Arme und von Wirbelkörpern.

Viele Patienten sind danach auch bei erfolgreicher Behandlung immobiler als vor dem Bruch und haben Angst vor einem weiteren Sturz. Hierdurch entsteht ein Teufelskreis. Die Angst vor einem weiteren Sturz führt zur Vermeidung körperlicher Aktivität mit der Folge von Trainingsmangel, Bewegungseinschränkungen und Kleinschrittigkeit, die wiederum das Sturzrisiko erhöhen und zu weiteren Stürzen führen können. Die Vermeidung von körperlicher Aktivität kann zur Einschränkung der Lebensqualität und zum Rückzug aus dem sozialen Leben führen mit der Folge von Vereinsamung und Depressionen.

2.6.3 Sturzrisiken

Stürze jüngerer Menschen geschehen meist bei Risikosportarten wie z. B. Skifahren. Ältere Patienten stürzen v. a. in Alltagssituationen.

Die Gründe sind vielfach und unterschiedlich. Alkohol kann eine Rolle spielen; ein typisches Beispiel ist der Butler James aus „Dinner for one". Der zunehmende Alkoholkonsum führt zu einer Veränderung der Wahrnehmung und Koordination. Der Butler weiß zwar, wo das Löwenfell liegt, kann dies aber im Zuge seines Alkoholkonsums und der damit verbundenen Veränderung der Körperbeherrschung nicht mehr richtig einschätzen und stolpert darüber.

Ein weiteres Beispiel ist der Sturz beim nächtlichen Toilettengang. In der Annahme, die häusliche Umgebung zu kennen, wird das Licht nicht eingeschaltet und die Teppichkante oder die Hausschuhe werden übersehen, sodass es zum Sturz kommt.

Medikamente

Auch Arzneimittel können das Sturzrisiko erhöhen, insbesondere wenn mehr als drei Arzneimittel zusammen eingenommen werden, da sich Wirkungen und Nebenwirkungen verstärken können. Die Einnahme von mehr als fünf

Medikamenten täglich verdoppelt das Sturzrisiko beim älteren Menschen; 20 % der Sturzpatienten haben eine sog. Übermedikation.

Beispiele für Substanzen, die das Sturzrisiko erhöhen sind:

- Psychopharmaka/Neuroleptika, die auf Gehirn und Psyche wirken (u. a. angstlösende, beruhigende, schlaffördernde, antidepressive Medikamente)
- Herz-Kreislauf-Medikamente, insbesondere gegen Bluthochdruck und Herzrhythmusstörungen
- Antidiabetika

Ernährung

Ältere Menschen nehmen i. d. R. zu wenig Eiweiß zu sich (s. auch Kap. 5). Eiweißmangel fördert den Abbau von Muskelmasse, sodass diese durch Fettgewebe ersetzt wird mit der Folge körperlicher Schwächung.

Vitamin-D-Mangel

Vitamin D wird vom Körper als Hormon selbst gebildet. Mit zunehmendem Alter kann der Körper dieses nicht mehr ausreichend selbst herstellen, auch bei regelmäßiger Sonnenexposition. Jeder Zweite über 65 Jahre hat einen Vitamin-D-Mangel. Ein zu niedriger Vitamin-D-Spiegel geht mit einer erheblichen Erhöhung des Sturzrisikos einher. Es ist bekannt, dass der Vitamin-D-Spiegel bei älteren Menschen i. d. R. zu niedrig ist und durch Substitution kann das Sturzrisiko gesenkt werden (s. auch Kap. 5).

Gebrechlichkeit (Frailty)

Frailty, den zunehmenden Verlust bzw. Rückgang der körperlichen und geistigen Leistung nicht mehr kompensieren zu können, ist ein weiterer Risikofaktor für Stürze. Es kommt zu einer Verlagerung des Körperschwerpunkts nach vorn, zu einer Verlangsamung der Reaktionen auf äußere Einflüsse (Störfaktoren) und der Gehgeschwindigkeit sowie zu einer Verkürzung der Schrittlänge.

Weitere Faktoren

Es gibt eine ganze Reihe weiterer Risiken, die einen Sturz begünstigen. Dazu zählen Gangunsicherheit, Muskelkraftverlust, Steifigkeit, Gelenkerkrankungen wie Arthrosen, Skelettschmerzen, Osteoporose, Schwindel, Seh- und Hörstörungen und körperliche Einschränkungen, die z. B. durch den Verschleiß von Gelenken (Arthrose) bedingt sind. Des Weiteren nimmt der Gleichgewichtssinn ab, weil alle drei für das Gleichgewicht notwendigen Systeme, nämlich Innenohr/Gehirn (vestibuläres System), Augen (visuelles System) sowie Haut, Muskeln, Gelenke,

Wirbelsäule (somatosensorisches System) im Alter zusammen schwächer werden bzw. ausfallen und deshalb keine Kompensation möglich ist.

Die meisten älteren Menschen gehen davon aus, dass sie von den Folgen des Alters verschont geblieben sind: Mein Körper mag älter sein, mein Kopf ist jung (geblieben).

Um diese Ansicht nicht zu einem kompletten Trugschluss werden zu lassen, sollten ältere Menschen ihr erhöhtes Sturzrisiko kennen und Vorbeugung betreiben – auch noch im Alter.

2.6.4 Sturzprävention

Körperliche und geistige Aktivität
Hierzu gehören Kraft- und Balancetraining sowie Training der geistigen Aktivität. Da körperliche Bewegung in einer Gruppe meist mehr Spaß bereitet und in der Gruppe auch geistige Aktivität und soziale Interaktion gefördert wird, empfiehlt es sich, sich mit Bekannten oder Freunden zu treffen oder sich einer Gruppe anzuschließen. Aktivität in einer Gruppe sichert außerdem am ehesten Kontinuität sowie Regelmäßigkeit und kann sich positiv auf Alltagsaktivitäten und Unternehmungen auswirken mit einer Steigerung der Lebensqualität.

Jede Form der körperlichen Aktivität ist gut und es ist nie zu spät, damit zu beginnen.

Begonnen werden kann mit einem moderaten Training drei- bis fünfmal 30 Minuten pro Woche (Beweglichkeit, Gleichgewichtsübungen) und Kraftübungen zweimal wöchentlich 20 Minuten. Dieses kann ohne wesentliche Hilfsmittel durchgeführt werden: Eine 1-Liter-Wasserflasche kann als Ersatz für eine Hantel dienen, das Gewicht reicht am Anfang völlig aus. Auch Gymnastikbänder mit Bewegungen gegen den Widerstand des Bands sind zur Kraftübung geeignet.

Empfehlenswert ist, alle Übungen unter professioneller Anleitung zu erlernen und zu üben, um Fehler zu vermeiden. Bei Gleichgewichtsstörungen kann gegebenenfalls eine spezielle Physiotherapie helfen, die Sturzneigung zu mindern.

Sehen und Hören
Eine nachlassende Sehkraft sollte ausgeglichen werden, ebenso Einschränkungen des Hörvermögens. Wer andere nicht hören kann, versteht meist kaum etwas, redet selbst weniger und fühlt sich oft missverstanden. Dies trägt zur Isolation bei.

Überprüfung der Medikamente

Regelmäßige Arztbesuche sollten erfolgen, um die Notwendigkeit der Therapie zu überprüfen. Der Hausarzt sollte alle Medikamente kennen, die ein älterer Mensch einnimmt – besonders die, die der Patient selbst kauft und nicht verordnet werden, da immer die Gefahr von Wechselwirkungen besteht, die die Sturzgefahr erhöhen können. Auf die Notwendigkeit eines ausreichend hohen Vitamin-D-Gehalts wurde schon hingewiesen.

Häusliches Umfeld

Im häuslichen Umfeld sollten äußere Sturzursachen beseitigt werden. Hindernisse und potenzielle Stolperfallen sind Teppiche, Netzkabel, Möbel oder Türschwellen. Wichtig sind geeignete Beleuchtungsverhältnisse, hilfreich sind Bewegungssensoren, damit das Licht automatisch angeschaltet wird und der nächtliche Gang zur Toilette erleuchtet ist. Weiterhin kann das Platzieren eines Stuhls auf einer längeren Strecke oder das Anbringen eines Geländers sinnvoll sein. Auch Haltegriffe im Bad sowie Toilettensitzerhöhungen, Duschstühle oder ähnliche Hilfsmittel können die Wohnsituation erheblich verbessern und so den Aufenthalt in den gewohnten „vier Wänden" sicherer machen und letztlich auch verlängern.

Fazit

- Jeder ältere Mensch sollte wissen, dass sich das Sturzrisiko ab dem 65. Lebensjahr kontinuierlich erhöht.
- Die Folgen eines Sturzes können auch bei erfolgreicher Behandlung der erlittenen Verletzungen zu Immobilisation, Einschränkungen der Selbstständigkeit und damit der Lebensqualität führen.
- Den Sturzrisiken – Stolperfallen, Alkohol, Medikamente, Mangelernährung, Gebrechlichkeit – kann wirkungsvoll begegnet werden durch

  - regelmäßiges und dauerhaftes körperliches und geistiges Training;
  - Korrektur von Seh- und Hörstörungen;
  - gesunde Ernährung mit ausreichender Eiweiß- und Vitamin-D-Zufuhr (ab 65 Jahren Eiweiß 1.0–1,3 g pro kg Körpergewicht pro Tag, Vitamin D täglich 700–1000 IE (17,5–25,0 µg);
  - Vermeidung von Medikamenten, die zu Schwindel, Muskelschwäche und Gleichgewichtsstörungen führen können;
  - Beseitigung von Stolperfallen und ausreichende Beleuchtung in der Wohnung.

2.7   Impfungen – Zusammenfassung der aktuellen Empfehlungen

Monika Seibert-Grafe

Impfungen sind besonders im Alter eine effektive Vorbeugung vor Infektionen. Für Menschen über 60 Jahre ist ein ausreichender Impfschutz wichtig, weil die sog. natürliche Körperabwehr im Alter schwächer wird. Das Immunsystem kann also Infektionen nicht mehr so effektiv wie in jungen Jahren entgegenwirken. Gerade in fortgeschrittenem Alter sind grundimmunisierte Menschen nicht mehr geschützt, weil die notwendigen Auffrischungsimpfungen nicht durchgeführt werden.

Die Prävention durch Impfungen ist einfach und von besonderer Bedeutung für Patienten mit chronischen Krankheiten wie Diabetes, Herzerkrankungen, Asthma oder chronisch obstruktive Bronchitis (COPD) sowie für HIV-positive Menschen.

Ungeimpfte ältere Menschen gefährden nicht nur sich selbst durch vermeidbare Infektionen, sondern auch die Menschen in ihrem Umfeld. Deswegen lohnt es sich für Menschen ab 60, alle empfohlenen Impfungen regelmäßig aufzufrischen bzw. durchzuführen.

Welche Impfungen sind nun ab 60 Jahren sinnvoll?
Im Folgenden sind die aktuellen Empfehlungen der Ständigen Impfkommission des Robert Koch-Instituts (STIKO) zum Impfschutz zusammengefasst. (STIKO-Impfempfehlungen 2018/19 für 60-Jährige und Ältere: https:// www.dggeriatrie.de/images/Dokumente/181109-ag-impfen-geriatrie-spezifische-aspekte-zur-stiko-impfempfehlung.pdf; https://www.rki.de/DE/ Content/Infekt/EpidBull/Archiv/2018/Ausgaben/34_18.pdf).

Die STIKO veröffentlicht jährlich aktuelle Empfehlungen zum Impfschutz. Deshalb sollte der Leser sich in jedem Jahr über die aktuellen Impfempfehlungen von seinem Arzt beraten lassen.

Derzeit rät die STIKO Menschen ab einem Alter von 60 Jahren zu folgenden Impfungen:

Tetanus und Diphtherie
- Bei vorhandenem Impfschutz (Grundimmunisierung): Wiederholungsimpfung alle zehn Jahre
- Bei nicht vorhandener Grundimmunisierung: Zwei Impfungen im Abstand von vier bis sechs Wochen und eine dritte Impfung sechs bis zwölf Monate nach der zweiten Impfung

Keuchhusten (Pertussis)
- Bei der nächsten Auffrischung gegen Tetanus und Diphtherie soll auch einmalig gegen Keuchhusten geimpft werden
- Derzeit gibt es keine Empfehlung für eine Wiederholungsimpfung
- Hinweis: Wer Umgang mit kleinen Kindern hat, sollte geimpft sein

Grippe (Influenza)
- Einmal jährliche Impfung, am besten im November oder Dezember (nicht früher) mit dem von der WHO empfohlenen Impfstoff

Pneumokokken
- Für Ältere, ohne chronische Erkrankungen: Einmalige Impfung mit dem 23-valenten Polysaccharid-Impfstoff
- Bei Älteren mit chronischen Erkrankungen (Herz-, Lungen-, Leber-, Stoffwechsel- oder Nierenkrankheiten), Immunschwäche oder erhöhtem Risiko für schwere Pneumokokkenerkrankungen kann eine Wiederholungsimpfung nach einer Mindestzeit von sechs Jahren sinnvoll sein. Dies sollte der Patient mit dem Hausarzt besprechen.
- Bei hochbetagten und multimorbiden Patienten kann auch eine Wiederholungsimpfung in kürzerem Abstand (sog. sequenzielle Impfung) sinnvoll sein. Dies ist im Einzelfall von betreuendem Arzt und Patienten zu entscheiden.

Herpes zoster (Gürtelrose)
- Seit dem 13.12.2018 empfiehlt die STIKO die allgemeine Anwendung eines Totimpfstoffes als Standardimpfung zur Verhütung von Herpes zoster, seinen Komplikationen (insbesondere der lang anhaltende Nervenschmerz in der betroffenen Hautregion) und Spätfolgen für Personen ab einem Alter von 60 Jahren (Epid . Bull . 50/2018; https://www.rki.de/DE/Content/Infekt/EpidBull/Archiv/2018/Ausgaben/50_18.pdf).
- Die STIKO und der Gemeinsame Bundesausschuss empfehlen die Anwendung eines Totimpfstoffs als Standardimpfung zur Verhütung von Herpes zoster, seinen Komplikationen (insbesondere der langanhaltende Nervenschmerz in der betroffenen Hautregion) und Spätfolgen für Personen ab einem Alter von 60 Jahren sowie Personen mit einer erhöhten gesundheitlichen Gefährdung ab einem Alter von 50 Jahren. Die Kosten werden von den Krankenkassen übernommen.
- Der rekombinante Impfstoff muss zweimal in den Muskel im Abstand von mindestens zwei bis maximal sechs Monaten injiziert werden.
- Weitere Informationen: www.rki.de/zoster-impfung

Hinweis für Reisen: Bei Fernreisen sollten die entsprechenden aktuellen Impfempfehlungen (z. B. Gelbfieber, Hepatitis A und B, Tollwut, Typhus) sowie die Malariaprophylaxe beachtet und gegebenenfalls eine reisemedizinische Beratung in Anspruch genommen werden.

Literatur

Aggarwal NT, Wilson RS et al (2014) Perceived stress and change in cognitive function among adults 65 years and older. Psychosom Med 76(1):80–85

van Agtmaal MJM, Houben A et al (2017) Association of microvascular dysfunction with late-life depression: a systematic review and meta-analysis. JAMA Psychiat 74(7):729–739

Bartl, R. (2006) Blickpunkt Ernährung – folgenreiches Fehlverhalten von Jung bis Alt https://www.osd-ev.org/osteoporose/bni/blickpunkt-ernaehrung/

Bauer JM (2016) Sarkopenie und Frailty 2016. Z Gerontol Geriat 49:565–566

Bellou V, Belbasis L et al (2017) Systematic evaluation of the associations between environmental risk factors and dementia: an umbrella review of systematic reviews and meta-analyses. Alzheimers Dement 13(4):406–418

Bennett DA, Wilson RS et al (2013) Selected findings from the religious orders study and rush memory and aging project. J Alzheimers Dis 33(Suppl 1):S397–S403

Brummett BH, Austin SB et al (2013) Long-term impact of caregiving and metabolic syndrome with perceived decline in cognitive function 8 Years later: a pilot study suggesting important avenues for future research. Open J Med Psychol 2(1):23–28

Chang KP et al (2004) Incidence of hip and other osteoporotic fractures in elderly men and women: dubbo osteoporosis. J Bone Miner 19(4):532–536

Chien LY, Chu H et al (2011) Caregiver support groups in patients with dementia: a meta-analysis. Int J Geriatr Psychiatry 26(10):1089–1098

Collard RM, Arts M, Comijs HC et al (2015) The role of frailty in the association between depression and somatic comorbidity: results from baseline data of an ongoing prospective cohort study. Int J Nurs Stud 52:188–196

Delbaere K et al (2010) Determinant of disparities between perceived and physiological risk of falling among elderly people: cohort study. BMJ 341:c4165. https://doi.org/10.1136/bmj

Dennison EM, Sayer AA, Cooper C (2017) Epidemiology of sarcopenia and insight into possible therapeutic targets. Nat Rev Rheumatol 13:340–347

Deutscher Gesundheitsbericht Diabetes 2018 und 2019

Edmonds S et al (2017) Understanding preferences for osteoporosis information to develop an osteoporosis patient education brochure. Perm J 21:16–24

Epidemiology Study (2004) J Bone Miner Res 19:532–536

Erickson KI, Voss MW et al (2011) Exercise training increases size of hippocampus and improves memory. Proc Natl Acad Sci USA 108(7):3017–3022

Feeney, J., M. O'Sullivan, et al. (2018). Change in perceived stress and 2-year change in cognitive function among older adults: the irish longitudinal study on ageing. Stress Health 34(3):403–410

Fellgiebel A, Hautzinger M (Hrsg) (2017) Altersdepression: ein interdisziplinäres Handbuch. Springer, Berlin

Forbes SC, Holroyd-Leduc JM et al (2015) Effect of nutrients, dietary supplements and vitamins on cognition: a systematic review and meta-analysis of randomized controlled trials. Can Geriatr J 18(4):231–245

Fried LP et al (2001) Frailty in older adults: evidence for a phenotype. J Gerontol A Biol Sci Med Sci 56(3):M146–M156

Fuchs J et al (2016) Prävalenz von körperlicher Gebrechlichkeit (Frailty). In: Robert Koch Institut (Hrsg) Faktenblatt zu DEGS1: Studie zur Gesundheit Erwachsener in Deutschland (2008–2011). RKI, Berlin. (www.DEGS-Studie.de)

Gilbody S, Lewis H et al (2017) Effect of collaborative care vs usual care on depressive symptoms in older adults with subthreshold depression: the CASPER randomized clinical trial. JAMA 317(7):728–737

von Haehling S, Morley JE, Anker SD (2010) An overview of sarcopenia: facts and numbers on prevalence and clinical impact. J Cachexia Sarcopenia Muscle 1:129–133

Hall CB, Lipton RB et al (2009) Cognitive activities delay onset of memory decline in persons who develop dementia. Neurology 73(5):356–361

Hardman RJ, Kennedy G et al (2016) Adherence to a mediterranean-style diet and effects on cognition in adults: a qualitative evaluation and systematic review of longitudinal and prospective trials. Front Nutr 3:22

Hautzinger M, Dykierek P et al (2017) Psychotherapeutic approaches for treatment of the elderly. Nervenarzt 88(11):1213–1220

Head D, Bugg JM et al (2012) Exercise engagement as a moderator of the effects of APOE genotype on amyloid deposition. Arch Neurol 69(5):636–643

Kirkendall DT, Garrett WE (1998) The effects of aging and training on skeletal muscle. Am J Sports Med 26:598–602

Klotz T (2002) Urologe [A] 41:315. https://doi.org/10.1007/s00120-002-0210-6

Langa KM, Larson EB et al (2017) A Comparison of the prevalence of dementia in the United States in 2000 and 2012. JAMA Intern Med 177(1):51–58

Lazarov O, Robinson J et al (2005) Environmental enrichment reduces Abeta levels and amyloid deposition in transgenic mice. Cell 120(5):701–713

Leitlinie des Dachverbandes der Deutschsprachigen Wissenschaftlichen Osteologisc hen Gesellschaften e. V. 2017

Linnemann A, Fellgiebel A (2017) Psychotherapy with mild cognitive impairment and dementia. Nervenarzt 88(11):1240–1245

Livingston G, Sommerlad A et al (2017) Dementia prevention, intervention, and care. Lancet 390(10113):2673–2734

Meng XF, Yu JT et al (2014) Midlife vascular risk factors and the risk of Alzheimer's disease: a systematic review and meta-analysis. J Alzheimers Dis 42(4):1295–1310

Moon B, Kim S et al (2017) Depressive symptoms are associated with progression to dementia in patients with amyloid-positive mild cognitive impairment. J Alzheimers Dis 58(4):1255–1264

Morley JE, Vellas B, van Kann GA, Anker SD, Bauer JM, Bernabei R, Cedari M, Chumela WC, Doehner W, Evans J, Friedl LP, Guralnik JM, Katz PR, Mamstrom TK, McCarter RJ, Gutierrez Robledo LM, Rockwood K, von Haehling S, Vandewoude MF, Walston J (2013) Frailty consensus: a call to action. J Am Med Dir Assoc 214:392–397

Nationale Versorgungs Leitlinie Prävention und Therapie von Netzhautkomplikationen bei Diabetes, 2. Aufl., Version 2, 2015, AWMF-Registernummer: nvl-001b

Neuropathology Group. Medical Research Council Cognitive Function and Aging Study (2001) Pathological correlates of late-onset dementia in a multicentre, community-based population in England and Wales. Neuropathology Group of the Medical Research Council Cognitive Function and Ageing Study (MRC CFAS). Lancet 357(9251):169–175

Nordberg A, Carter SF et al (2013) A European multicentre PET study of fibrillar amyloid in Alzheimer's disease. Eur J Nucl Med Mol Imaging 40(1):104–114

Phillips P (1986) Grip strenght, mental performance and nutritional status as indicators of mortality risk among female geriatric patients. Age Ageing 15:53–56

Reuben D et al (2017) The Strategies to reduce injuries and develop confidence in elders intervention: falls risk factor assessment and management, patient engagement, and nurse co-management. American Geriatrics Society 65: 2733–2739

Ritt M, Gassmann KG, Sieber CC (2016) Significance of frailty für predicting adveres clinical outcomes in different patient groups with specific medical conditions. Z Gerontol Geriatr 49:567–572

Rosenberg ICH (1997) Sarcopenia: origins and clinicla relevance. J Nutr 127(5 Suppl):990s–991s

Ruscheweyh R, Willemer C et al (2011) Physical activity and memory functions: an interventional study. Neurobiol Aging 32(7):1304–1319

Russell-Williams J, Jaroudi W et al (2018) Mindfulness and meditation: treating cognitive impairment and reducing stress in dementia. Rev Neurosci

Sahni S et al (2017) Dairy intake is protective against bone loss in older Vitamin D supplement users: the framingham study. J Nutr 147:645–652

Schlosser M et al (2017) Nephropathie bei Diabetes. Diabetologie 12(Suppl 2):115–120

Schoene D et al (2017) Sklettmuskuläre Faktoren, Sarkopenie und Stürze im Alter. Z Gerontol Geriat. https://doi.org/10.1007/s00391-017-1283-6

Singh-Manoux A, Dugravot A et al (2017) Trajectories of depressive symptoms before diagnosis of dementia: a 28-Year follow-up study. JAMA Psychiatry 74(7):712–718

Smith PJ, Blumenthal JA et al (2010) Aerobic exercise and neurocognitive performance: a meta-analytic review of randomized controlled trials. Psychosom Med 72(3):239–252

Sofi F, Valecchi D et al (2011) Physical activity and risk of cognitive decline: a meta-analysis of prospective studies. J Intern Med 269(1):107–117

Spira D (2013) Dissertation Charite. Untersuchungen zum Zusammenhang zwischen Vitamin D-Mangel, Sarkopenie und Frailty-Syndrom am Beispiel einer Stichprobe in BASE-II. Berliner Altersstudie 2

Srivastava M et al (2002) Osteoporosis in elderly: prevention and treatment. Clin Geriatr Med 18:529–555

Stern Y (2009) Cognitive reserve. Neuropsychologia 47(10):2015–2028

Sternberg SA, Wershof SA, Karunananthan S, Bergman H, Mark CA (2011) The identification of frailty: a systematic literature review. J Am Geriatr Soc 59:2129–2138

Sun X, Steffens DC et al (2008) Amyloid-associated depression: a prodromal depression of Alzheimer disease? Arch Gen Psychiatry 65(5):542–550

Teipel S, Drzezga A et al (2015) Multimodal imaging in Alzheimer's disease: validity and usefulness for early detection. Lancet Neurol 14(10):1037–1053

Valls-Pedret C, Sala-Vila A et al (2015) Mediterranean diet and age-related cognitive decline: a randomized clinical trial. JAMA Intern Med 175(7):1094–1103

Van Orden K, Deming C (2017) Late-life suicide prevention strategies: current status and future directions. Curr Opin Psychol 22:79–83

Vaughan L, Corbin AL et al (2015) Depression and frailty in later life: a systematic review. Clin Interv Aging 10:1947–1958

Vetter C (2010) Sturzneigung älterer Menschen: die Angst vor Stürzen erhöht das Risiko zu fallen. Dtsch Arztebl 107(46):A-2289/B-1979/C-1943

Wirth M, Villeneuve S et al (2014) Gene-environment interactions: lifetime cognitive activity, APOE genotype, and beta-amyloid burden. J Neurosci 34(25):8612–8617

Wolf D, Fischer FU et al (2014) Structural integrity of the corpus callosum predicts long-term transfer of fluid intelligence-related training gains in normal aging. Hum Brain Mapp 35(1):309–318

Wong SYS, Sun YY et al (2018) Treating subthreshold depression in primary care: a randomized controlled trial of behavioral activation with mindfulness. Ann Fam Med 16(2):111–119

Wu YT, Fratiglioni L et al (2016) Dementia in western Europe: epidemiological evidence and implications for policy making. Lancet Neurol 15(1):116–124

Weiterführende Literatur

Deutsches Ärzteblatt 116; Heft 23-24; 10.06.2019; C 966-967

Nationale VersorgungsLeitlinie Nierenerkrankungen bei Diabetes im Erwachsenenalter, 1. Aufl., Version 5, 2010, letzte Änderung Mai 2013, AWMF-Registernummer: nvl-001d

NVL (Nationale VersorgungsLeitlinie) Therapie des Typ-2-Diabetes, 1. Aufl., Version 3, August 2013, letzte Änderung April 2014, AWMF-Registernummer: nvl-001g

S2k-Leitlinie Diagnostik, Therapie und Verlaufskontrolle des Diabetes mellitus im Alter der Deutschen Diabetes Gesellschaft (DDG), 2. Aufl., 2018, AWMF-Registernummer: 057-017

PatientenLeitlinie zur Nationalen VersorgungsLeitlinie „Typ-2-Diabetes Prävention und Behandlungsstrategien für Fußkomplikationen", Version 01.01, 2008

PatientenLeitlinie zur Nationalen VersorgungsLeitlinie „Neuropathie bei Diabetes im Erwachsenenalter", 1. Aufl., Version 1.0, 2014

PatientenLeitlinie zur Nationalen VersorgungsLeitlinie „Therapie des Typ-2-Diabetes", 1. Aufl., Version 1, Juni 2015

PatientenLeitlinie zur Nationalen VersorgungsLeitlinie „Diabetes Schäden an der Netzhaut: vorbeugen und behandeln", 2. Aufl., Version 2, 2016

Zeyfang A et al (2017) Diabetes mellitus im Alter. Diabetologie 12(Suppl 2):203–211

Ziegler D et al (2017) Diabetische Neuropathie. Diabetologie 12(Suppl 2):101–114

3

Prävention im Alter durch Risikovermeidung, Früherkennung und frühe Behandlung

Kathrin Stewen, Katharina Böhm, Axel Haferkamp, Florian Thieringer, Helmut Neumann, Peter R. Galle, Caroline M. T. Mann, Stephan Grabbe, Paul-Rolf Preußner und Christoph Matthias

K. Stewen (✉)
Frauenklinik der Universitätsmedizin Mainz der Johannes Gutenberg-Universität Mainz, Mainz, Deutschland
e-mail: kathrin.stewen@unimedizin-mainz.de

K. Böhm · A. Haferkamp
Urologische Klinik, Universitätsmedizin Mainz der Johannes Gutenberg-Universität Mainz, Mainz, Deutschland

F. Thieringer
I. Medizinische Klinik, Universitätsmedizin Mainz der Johannes Gutenberg-Universität Mainz, Mainz, Deutschland

H. Neumann · P. R. Galle
I. Medizinische Klinik und Poliklinik, Universitätsmedizin Mainz der Johannes Gutenberg-Universität Mainz, Mainz, Deutschland

C. M. T. Mann · S. Grabbe
Hautklinik der Universitätsmedizin Mainz der Johannes Gutenberg-Universität Mainz, Mainz, Deutschland

P.-R. Preußner
Augenklinik der Universitätsmedizin Mainz der Johannes Gutenberg-Universität Mainz, Mainz, Deutschland

C. Matthias
Hals-, Nasen-, Ohren-Klinik und Poliklinik, Universitätsmedizin Mainz der Johannes Gutenberg-Universität Mainz, Mainz, Deutschland

© Springer-Verlag GmbH Deutschland, ein Teil von Springer Nature 2019
R. Hardt et al. (Hrsg.), *Prävention im Alter – Gesund und fit älter werden*,
https://doi.org/10.1007/978-3-662-56788-3_3

Inhaltsverzeichnis

3.1   Brustkrebs

Kathrin Stewen

3.1.1   Vorbemerkungen

Der wichtigste Risikofaktor für Brustkrebs ist bei Frauen und Männern das Alter. Brustkrebs beim Mann ist selten; Untersuchungen zur Früherkennung werden deshalb nicht empfohlen; diese sind nur bei Veränderungen oder Beschwerden erforderlich (S3-Leitlinie Diagnostik 2018). Für Frauen liegt das Lebenszeitrisiko für Brustkrebs bei 12,8 %, d. h. dass jede achte Frau im Verlauf ihres Lebens an Brustkrebs erkrankt. Selten tritt Brustkrebs bei Frauen unter 30 Jahren auf. Der größte Teil der Frauen erkrankt zwischen dem 50. und 70. Lebensjahr; Mitte 60 ist das Risiko am höchsten. Etwa 37 % erkranken nach dem 70. Lebensjahr; Brustkrebs kann jedoch noch bis ins hohe Alter von 90 Jahren und mehr auftreten (Bericht zum Krebsgeschehen in Deutschland 2016).

Die größte Heilungschance und die höchste Überlebenszeit bestehen, wenn der Tumor bei Entdeckung eine geringe Tumorgröße hat (unter 2 cm Durchmesser) und die Lymphknoten in der Achselhöhle der betroffenen Seite noch nicht befallen sind (Clark et al. 2000). Hinzu kommt, dass in einem solch frühen Stadium die Operation des Brustkrebses weniger aggressiv und belastend ist, z. B. muss nur ein Lymphknoten aus der Achselhöhle (Wächterlymphknoten) entfernt werden zur Abklärung der Ausdehnung des Brustkrebses. Wird Brustkrebs erst später entdeckt und hat bereits eine Ausbreitung in die Lymphknoten der Achselhöhle stattgefunden, müssen statt einem Lymphknoten alle befallenen bzw. mindestens zehn Lymphknoten entfernt werden. Deshalb kann eine solche Operation mit mehr Komplikationen verbunden sein. Bei einem lokal fortgeschrittenen Brustkrebs kommt es außerdem im Verlauf häufiger zu Metastasen in Lunge, Leber und Knochen.

Dies macht deutlich, wie wichtig regelmäßige Früherkennungsuntersuchungen sind.

3.1.2 Risiken

Eine Vielzahl von Faktoren trägt zur Entstehung von Brustkrebs bei; einige sind durch Änderung des Lebensstils beeinflussbar. Eine sichere Bestimmung des individuellen Risikos ist nicht möglich; statistisch besteht ein größeres Risiko, wenn mehrere Risikofaktoren vorliegen.

Das Alter gilt wie oben erwähnt als größter Risikofaktor.

Ein weiteres hohes Risiko besteht bei familiärer Belastung mit Brust- und Eierstockkrebs. Rund 30 % aller Frauen mit Brustkrebs in Deutschland weisen eine familiäre Belastung auf. Sie haben lebenslang ein höheres Risiko zu erkranken als die Normalbevölkerung (S3-Leitlinie Diagnostik 2018; Empfehlungen Gynäkologische Onkologie Kommission Mamma 2018).

Eine erhöhte mammografische Dichte der Brust (wenig Fett und mehr Drüsen- und Bindegewebe) erhöht das Risiko um das Fünffache.

Eine Hormonersatztherapie von mehr als fünf Jahren, insbesondere die Kombination aus Östrogenen und Gestagenen gilt als Risiko ebenso wie die Bestrahlungen des Brustkorbs in der Kindheit (z. B. bei Lymphom).

Ob, wie häufig und in welchem Alter Frauen Kinder bekommen, hat einen Einfluss auf die Entstehung von Brustkrebs, ebenso, ob und wie lange die Kinder gestillt wurden. Das Einsetzen von Menstruation und Wechseljahren sind ebenfalls Faktoren, die das Erkrankungsrisiko mitbestimmen.

Lebensstilbedingte Risiken sind Nikotin- und Alkoholkonsum, fettreiche Ernährung, Übergewicht (insbesondere nach der Menopause), Diabetes Typ 2 und geringe körperliche Aktivität.

3.1.3 Prävention durch Früherkennung

Tastuntersuchung der Brust

Die Brustkrebsselbstuntersuchung (Aussehen, Veränderungen, knotige Verhärtungen, plötzliche Größenunterschiede, Ziehen, Schmerzen, Rötungen, Absonderungen) kann als alleinige Methode die Brustkrebssterblichkeit nicht senken (S3-Leitlinie Diagnostik 2018; Empfehlungen Gynäkologische Onkologie Kommission Mamma 2018).

Bei der ärztlichen Tastuntersuchung können, je nach Größe und Festigkeit der Brust sowie Abstand des Tumors zur Haut, Tumore ab etwa 15–20 mm ertastet werden. Als alleinige Methode zur Früherkennung ist sie nicht geeignet (S3-Leitlinie Diagnostik 2018; Empfehlungen Gynäkologische Onkologie Kommission Mamma 2018).

Mammografie

Die Mammografie, bei der die Brust von mindestens zwei Richtungen mit Röntgenstrahlen untersucht wird, ist die einzige Methode, die die Brustkrebssterblichkeit reduziert (S3-Leitlinie Diagnostik 2018; Empfehlungen Gynäkologische Onkologie Kommission Mamma 2018). Gerade im Alter, wenn sich das Verhältnis von Drüsengewebe zu Fett in der Brust zugunsten des Fettgewebes verschiebt, wird die Brust für Mammografieuntersuchungen durchsichtiger und damit besser beurteilbar. Die zellreichen Tumore fallen im Kontrast zum restlichen Gewebe deutlich auf. Zudem gewährleistet die Mammografie auch bei einer großen Brust, dass alle Bereiche abgebildet sind.

Auf der Basis von Studiendaten aus den letzten Jahrzehnten haben die Deutsche Gesellschaft für Gynäkologie und Geburtshilfe (DGGG) und die Arbeitsgemeinschaft Gynäkologische Onkologie (AGO) in ihren Leitlinien die folgenden Empfehlungen erarbeitet (S3-Leitlinie Diagnostik 2018; Empfehlungen Gynäkologische Onkologie Kommission Mamma 2018):

Frauen zwischen dem 50. und 69. Lebensjahr sollen alle zwei Jahre im Rahmen des deutschlandweiten Mammografie-Screening-Programms eine Mammografie durchführen lassen.

Frauen ab 70 Jahren sollten alle zwei Jahre eine Mammografie durchführen lassen unter Berücksichtigung ihres individuellen Risikoprofils, ihres Gesundheitszustands und ihrer erwarteten Lebenszeit, die mehr als zehn Jahre betragen soll. Die Empfehlung der Brustkrebsonkologen weicht davon nur wenig ab und lautet für Frauen zwischen 70 und 74 Jahren eine Mammografie alle zwei Jahre. Ab 75 Jahre sollte die Untersuchung im gleichen Intervall fortgeführt werden, allerdings unter noch stärkerer Berücksichtigung des allgemeinen Gesundheitszustands und unter der Annahme, dass die Lebenserwartung noch mindestens zehn Jahre beträgt (S3-Leitlinie Diagnostik 2018; Empfehlungen Gynäkologische Onkologie Kommission Mamma 2018).

Strahlenbelastung der Mammografie

Oft besteht bei Patientinnen die Sorge, dass die Strahlenbelastung selbst Brustkrebs verursachen könnte. Eine geringe Strahlenbelastung durch die Mammografie ist nicht von der Hand zu weisen. Die aktuelle Datenlage zeigt jedoch, dass die Anzahl der theoretisch durch die Mammografie verursachten Brustkrebsfälle verschwindend gering ist (Yaffee und Mainprice 2001). Wenn 100.000 Frauen vom 40. bis zum 55. Lebensjahr jährlich und dann bis zum 74. Lebensjahr alle zwei Jahre eine Mammografie erhalten würden, würden rein rechnerisch 86, also 0,086 %, einen durch die Mammografie verursachten Brustkrebs erleiden (Yaffee und Mainprice 2001). Die o. g. Anzahl der Mammografien ist bei dieser Berechnung jedoch deutlich höher als die in Deutschland durchgeführte Vorsorge. Demgegenüber steht, dass von 100.000 Frauen nach heutigem Wissensstand 12,8 %, also 12.800 Frauen, in ihrem Leben an Brustkrebs erkranken. Durch die Früherkennung des Brustkrebses mithilfe der Mammografie wurde die brustkrebsbedingte Sterblichkeit bei Frauen ab dem 50. Lebensjahr in verschiedenen Studien um etwa 20 % reduziert (Broeders et al. 2012; Canadian Task Force on Preventive Health Care 2011; Duffy et al. 2012; Independent UK Panel 2012). Das würde bedeuten, dass theoretisch von den 12.800 Frauen 2560 mehr Frauen durch den in einem frühen Stadium erkannten Krebs überleben.

Der Nutzen der Mammografie überwiegt also bei Weitem die möglichen Risiken.

Ultraschalluntersuchung
Zum alleinigen Einsatz von Sonografie statt Mammografie zur Brustkrebsfrüherkennung liegen keine Studien vor und deshalb gibt es keine Empfehlung. Die Sonografie kann als Ergänzung zur Mammografie, insbesondere bei mammografiedichtem Gewebe, zur Anwendung kommen (S3-Leitlinie Diagnostik 2018; Empfehlungen Gynäkologische Onkologie Kommission Mamma 2018).

3.1.4 Vorsorgeempfehlungen für Frauen mit familiärem Risiko

Frauen mit mehreren oder sehr jung betroffenen Blutsverwandten mit Brustkrebs in der Familie sollten sich von ihren Ärzten beraten lassen, ob in ihrem individuellen Fall eine Untersuchung der Gene sinnvoll ist. Prinzipiell spielt jedoch die genetische Belastung bei Frauen über 70 Jahren keine bedeutsame Rolle mehr.

3.1.5 Prävention durch Lebensstil

Auch im Alter kann das Brustkrebsrisiko durch Vermeidung von Übergewicht, seltenes Trinken von Alkohol, Einstellung des Rauchens und regelmäßige Bewegung von täglich 30 Minuten moderater körperlicher Aktivität noch beeinflusst werden.

Hormonersatztherapie gegen Beschwerden in den Wechseljahren kann eine sinnvolle und effektive Therapie sein, jedoch sollte sie von Zeit zu Zeit einer kritischen Nutzen-Risiko-Bewertung unterzogen werden.

Fazit

- Der Altersgipfel von Brustkrebserkrankungen bei Frauen liegt zwischen 50 und 70 Jahren.
- Die beeinflussbaren Risiken wie Alkohol, Rauchen, fette Nahrung, Übergewicht und wenig körperliche Aktivität sollten reduziert werden.
- Je früher Brustkrebs entdeckt wird, umso höher sind die Heilungs- und Überlebenschancen.
- Einmal im Monat sollten Frauen ihre Brust abtasten, um Veränderungen wie Dellen oder Rötungen zu erkennen.
- Eine regelmäßige Mammografie alle zwei Jahre wird entsprechend dem aktuellen Wissenstand bis zum 74. Lebensjahr empfohlen und sollte bei guter Gesundheit der Frau auch danach fortgeführt werden.

3.2   Prostatakrebs

Katharina Böhm und Axel Haferkamp

3.2.1   Vorbemerkungen

Prostatakrebs ist der häufigste Krebs bei Männern und macht etwa ein Viertel aller Krebserkrankungen aus. Bei etwa 40 % der männlichen Bevölkerung in den westlichen Industrieländern besteht das Risiko, im Lauf ihres Lebens ein Prostatakarzinom zu entwickeln, bei etwa 10 % treten Symptome auf und 3 % versterben am Prostatakarzinom [Interdisziplinäre Leitlinie Prostatakarzinom 2018]. Prostatakarzinome sind unterschiedlich aggressiv. Die Mehrzahl der Tumoren sind sog. Low-grade-Karzinome, d. h. sie wachsen langsam und bleiben oft lebenslang unentdeckt.

Laut Angaben des Zentrums für Krebsregisterdaten (www.krebsdaten.de) liegt die Häufigkeit des Prostatakarzinoms in der Altersgruppe der 45- bis 49-Jährigen bei 17 von 100.000 Männern in Deutschland (altersspezifische Rate), während die meisten Tumoren in den Altersgruppen der 70- bis 74-Jährigen mit 654 und bei den über 85-Jährigen mit 693 je 100.000 Männer auftreten (Robert Koch-Institut). Das durchschnittliche Erkrankungsalter liegt bei 69 Jahren.

Das Alter ist damit der wichtigste Risikofaktor für die Entstehung eines Prostatakarzinoms. Daneben gibt es eine familiäre Disposition (10–15 %) und in dieser Gruppe die hereditären (erblichen) Karzinome (5–10 %). Inwieweit

Ernährungsfaktoren und Lebensstil die Entstehung begünstigen ist nicht geklärt (Interdisziplinäre Leitlinie Prostatakarzinom 2018). Die amerikanische Leitlinie erwähnt vier allgemeine Empfehlungen zur Vermeidung eines Prostatakarzinoms, die allerdings nicht auf beweisenden Studiendaten beruhen (s. Tabelle).

3.2.2 Früherkennung durch Bestimmung des prostataspezifischen Antigens

Die Früherkennung eines Prostatakarzinoms durch systematische Bestimmungen des prostataspezifischen Antigens (PSA-Screening) wird kontrovers beurteilt.

Ein Grund hierfür sind unterschiedliche Studienergebnisse. Ein Cochrane Review (Ilic et al. 2013) basierend auf fünf randomisierten Studien fand keinen Unterschied im Gesamtüberleben und der Häufigkeit, an einem Prostatakarzinom zu versterben, zwischen Patienten mit und ohne Screening. So ergaben die zwei größten Studien, durchgeführt in den USA (PLCO) und in Europa (ERSPC), konträre Ergebnisse: Während in der amerikanischen Studie kein Vorteil des Screenings nachweisbar war, wies die europäische Studie eine Abnahme der relativen Häufigkeit von Fernmetastasen um 30 % (absolut 3 von 1000 Männern; Schröder et al. 2012) und des relativen Risikos, an einem Prostatakarzinom zu versterben, von 20 % nach, wobei der Gewinn mit zunehmender Beobachtungsdauer anstieg. Nach neun Jahren starben 7 von 10.000 und nach 13 Jahren 13 Patienten von 10.000 Männern weniger am Prostatakarzinom mit Screening als in der Gruppe ohne Screening (Carter 2018). Eine Analyse beider Studien fand als Grund für die unterschiedlichen Ergebnisse Unterschiede im Screening, d. h. bei Patienten der Nicht-Screening-Gruppe der amerikanischen Studie war doch ein PSA-Wert bestimmt worden. Unter Berücksichtigung dieser Tatsache ergibt sich, dass die Häufigkeit, an Prostatakarzinom zu versterben, um 20–30 % durch ein Screening gesenkt wird (Tsodikov et al. 2017), was eine aktualisierte Analyse bestätigt (Fenton et al. 2018). Für Deutschland würde dies bedeuten, dass die Wahrscheinlichkeit, an Prostatakrebs zu versterben, von 3,0 % auf 1,8–2,4 % sinkt (Leitlinie Urologie). Eine Verbesserung des Gesamtüberlebens durch ein landesweites PSA-Screening ist bisher jedoch nicht nachgewiesen. In Deutschland wird kein solches populationsgebundenes Screening durchgeführt, es handelt sich um ein sog. opportunistisches Screening. Die Patienten werden also nicht systematisch zum PSA-Test eingeladen, sondern die PSA-Bestimmung erfolgt in Absprache zwischen Arzt und Patient. Die Patienten müssen diese auch selbst bezahlen.

Der zweite Grund für eine kritische Beurteilung des PSA-Screenings ist die geringe Spezifität der PSA-Bestimmung, sodass infolge falsch-positiver Werte gegebenenfalls unnötige Gewebeproben durchgeführt werden, die das Risiko einer Blutung und Infektion beinhalten. Bei drei von vier Männern wird bei der Gewebeprobe infolge PSA-Erhöhung kein Karzinom gefunden (Patientenleitlinie Urologie). Ein weiteres Argument gegen ein PSA-Screening ist der häufige Nachweis von Prostatakarzinomen mit geringer Aggressivität (67 %; Loeb et al. 2014), die zum großen Teil während des weiteren Lebens keine Beschwerden verursacht hätten und ohne PSA-Bestimmung meist nicht erkannt worden wären. Werden diese Tumoren behandelt, besteht das Risiko von Komplikationen, wie Harninkontinenz und erektile Dysfunktion mit verminderter Lebensqualität, ohne dass dem ein sicherer Überlebensgewinn gegenübersteht. Diese potenzielle Überdiagnose und Übertherapie stellen den eigentlichen Nachteil des PSA-Screenings dar. Zudem schließt ein negatives Ergebnis eines PSA-Tests nicht aus, dass sich dennoch im Intervall ein möglicherweise aggressives Prostatakarzinom entwickelt.

Aufgabe der Früherkennung eines Prostatakarzinoms ist es daher, den potenziellen Nutzen der PSA-Bestimmung möglichst gezielt zur Entdeckung von noch organbezogenen, aggressiven Tumoren einzusetzen und den möglichen Schaden gering zu halten. Dies kann durch Vermeidung unnötiger Gewebeproben und Verzicht auf eine nicht erforderliche Therapie (Übertherapie) bei wenig aggressiven Tumoren erreicht werden.

Zur Früherkennung des Prostatakarzinoms gehören die Bestimmung des PSA-Werts im Blut und die Abtastung der Prostata durch rektale digitale Untersuchung.

3.2.3 Umsetzung der Früherkennung und Kriterien für die Behandlungsentscheidung

PSA-Bestimmung beim älteren Mann
Während die PSA-Bestimmung von Männern ab 45 Jahren nach Aufklärung über Vor- und Nachteile empfohlen wird (Leitlinie Urologie), wird dies für den älteren Mann nach dem 70. Lebensjahr in den USA abgelehnt (US Preventive Services Task Force Grossman et al. 2018; Vickers 2017).

Drei Fragen sollen im Folgenden zur PSA-Bestimmung beim älteren Mann angesprochen werden:

1. Bei welchen älteren Patienten soll eine PSA-Bestimmung erfolgen und in welchem Intervall?
2. Bei welchen Patienten sollte eine Gewebeprobe entnommen werden?
3. Welche Patienten sollen behandelt, d. h. operiert oder bestrahlt werden, bei welchen soll lediglich der Verlauf überwacht werden (aktive Überwachung) und bei welchen ist ein Abwarten („watchful waiting") gerechtfertigt?

Ad 1: PSA-Bestimmung und Intervall

Der Nutzen der PSA-Bestimmung zeigt sich erst im langfristigen Verlauf (s. o.). Männer mit einer Lebenserwartung von weniger als 10–15 Jahren profitieren davon vermutlich nicht (Mottet et al. 2017). Dabei sind das biologische Alter und bestehende Erkrankungen, insbesondere kardiovaskuläre, zu berücksichtigen.

Die Leitlinie Urologie empfiehlt für Männer über 70 Jahre die Bestimmung des PSA-Werts. Bei einem Wert kleiner als 1 ng/ml sind bei Männern älter als 70 Jahre keine weiteren PSA-Bestimmungen mehr erforderlich. Grundlage dafür ist eine Studie von Vickers et al. (2010), die aus einer Verlaufsbeobachtung von etwa 100 Männern folgerten, dass der PSA-Wert gemessen im Alter von 60 Jahren das Risiko von Metastasen und Tod durch Prostatakarzinom vorhersagt. Bei einem Wert kleiner als 1 ng/ml war die Entwicklung eines lebensbedrohlichen Prostatakarzinoms im weiteren Verlauf selten.

Liegt der Wert höher als 1 ng/ml werden weitere Bestimmungen empfohlen:

- Bei einem PSA-Wert von 1–2 ng/ml: alle zwei Jahre
- Bei einem Wert zwischen 2 und 4 ng/ml: jedes Jahr
- Bei einem Wert von 4 ng/ml und mehr bei der ersten Untersuchung empfiehlt sich eine Wiederholung des Werts, bevor weitere Maßnahmen eingeleitet werden (s. u.)

Ad 2: Biopsie (Gewebeprobe) der Prostata

Ein auffälliger PSA-Wert bedeutet nicht zwangsläufig, dass ein Prostatakarzinom vorliegt. Nur bei einem Viertel der Fälle wird mit der anschließenden Gewebeprobe ein Tumor nachgewiesen. Liegt der PSA Wert über 10 ng/ml wird bei jedem zweiten Mann ein Tumor nachgewiesen (Patientenleitlinie Urologie). Allgemein gilt, je höher der PSA-Wert, desto größer die Wahrscheinlichkeit eines Prostatakarzinoms.

Die Entnahme einer Gewebeprobe (Biopsie) wird empfohlen bei mindestens einem der folgenden Kriterien (Leitlinie Urologie):

- PSA-Wert, der auch bei Kontrolle höher oder gleich 4 ng/ml beträgt bei erstmaliger Früherkennungsuntersuchung, wenn andere Ursachen ausgeschlossen werden können
- Karzinomverdächtiger Befund bei digital-rektaler Untersuchung
- Auffälliger PSA-Anstieg im Verlauf der Kontrollen (ohne Änderung der Labormethode)

Die Entnahme der Gewebeproben erfolgt durch Punktionen über den Enddarm in örtlicher Betäubung und unter Antibiotikaschutz. Dennoch kann es zu einer Entzündung kommen. Weitere Komplikationen sind Blutungen im Ejakulat (37 %), im Urin (15 %) oder aus dem Darm (2 %; Mottet et al. 2017).

Die Europäische Gesellschaft für Urologie (EAU) empfiehlt seit 2019 eine MRT-Untersuchung vor einer Biopsie bei denjenigen Patienten, die noch keine Biopsie hatten oder bei denen eine frühere Biopsie ohne pathologischen Befund war (https://uroweb.org/guideline/prostate-cancer/type=summary-of-changes). Es ist davon auszugehen, dass diese Empfehlung zukünftig in Deutschland umgesetzt wird.

Besteht trotz fehlendem Tumornachweis in der ersten Biopsie weiterhin der Verdacht auf ein Prostatakarzinom, sollte eine Magnetresonanztomografie(MRT)-gesteuerte Wiederholungsbiopsie erfolgen. Der Verdacht besteht beispielsweise, wenn der PSA-Wert weiter ansteigt oder die erste Biopsie kein eindeutiges Ergebnis erbracht hat.

Ad 3: Kriterien für die Behandlungsentscheidung bei nachgewiesenem Karzinom

Wenn die Gewebeprobe ein Karzinom mittlerer oder hoher Aggressivität ergibt, besteht die Notwendigkeit einer Behandlung mit dem Ziel, die Tumor-erkrankung zu heilen. Hierfür stehen die Radikaloperation und die Strahlen-therapie zur Verfügung. Bei jedem Patienten wird die individuelle Situation zwischen den beteiligten Ärzten und dem Patienten diskutiert, um patienten-bezogen die beste Behandlung durchzuführen.

Die meisten Prostatakarzinome, die durch PSA-Bestimmung nachgewiesen werden, erweisen sich in der Biopsie als Tumoren mit geringer Aggressivität. Sie wachsen sehr langsam und das Risiko, bei fehlender Behandlung am Prostatakarzinom zu versterben, ist gering (7,1 % für Männer zwischen 65 und 69 Jahren nach 15 Jahren Nachbeobachtung (Albertsen 2015). Zudem wurde für diese Patienten kein Überlebensgewinn nach Radikaloperation erzielt (Wilt et al. 2012, 2017). Insbesondere im Alter stehen andere Erkran-kungen im Vordergrund, sodass heute vier von fünf Männer nicht an, son-dern mit ihrem Tumor versterben.

Wird daher nach PSA-Bestimmung aufgrund der Gewebeprobe ein gering aggressives Karzinom nachgewiesen, sollten diese Patienten aktiv überwacht werden („active surveillance"), d. h. es erfolgen regelmäßige PSA-Bestimmun-gen sowie Folgebiopsien. Eine Tumorbehandlung erfolgt erst beim Nachweis der Steigerung der Aggressivität.

Alternativ kann die Behandlung erst und nur beim Auftreten von Sympto-men begonnen werden (langfristiges Beobachten, „watchful waiting"). Dabei ist nicht die Heilung das Ziel, sondern die Linderung von Symptomen. Grundsätzlich ist dieses Vorgehen für Tumoren aller Risikogruppen möglich.

Mit beiden Möglichkeiten – Überwachung und Beobachtung – wird bei vielen Patienten eine Übertherapie mit der Gefahr von Risiken vermieden. Es bleiben als Nachteile für den Patienten das Wissen um das Vorliegen eines Karzinoms, die Unsicherheit über den weiteren Verlauf und bei der aktiven Überwachung die Notwendigkeit von Kontrolluntersuchungen – Nachteile, die ohne PSA-Bestimmung nicht aufgetreten wären.

Fazit

- Die PSA-Bestimmung vermindert das Risiko, an einem Prostatakarzinom zu versterben, und senkt das Risiko von Fernmetastasen. Sie hat jedoch keinen Einfluss auf die *Gesamt*überlebenszeit.
- Ein Nutzen von PSA-Bestimmungen beim älteren Mann ist nur bei einer Lebenserwartung von mindestens 10–15 Jahren zu erwarten.
- Geeignet ist die PSA-Bestimmung für einen Mann mit einer Lebenserwartung von mehr als zehn Jahren, der über Vor- und Nachteile der Prostatabiopsie sowie der verschiedenen Therapieoptionen aufgeklärt ist und bereit ist, diese auch in Kauf zu nehmen.
- Ist bei einem 70-jährigen Patienten der PSA-Wert unter 1 ng/ml, ist kein Nutzen von weiteren Bestimmungen zu erwarten.
- Die meisten nach PSA-Bestimmung nachgewiesenen Karzinome sind Tumoren niedriger Aggressivität, die zunächst nicht behandelt, sondern aktiv überwacht werden sollten. Jeder Mann, der eine PSA-Bestimmung durchführen lässt, sollte dies wissen und bei seiner Entscheidung zum PSA-Test berücksichtigen.

Empfehlungen der amerikanischen Leitlinie zur Vermeidung eines Prostatakarzinoms:

- Normales Gewicht
- Körperliche Aktivität
- Gesunde Ernährung mit Schwerpunkt auf pflanzlichen Produkten
- Reduktion des Alkoholkonsums

3.3 Darmkrebs

Florian Thieringer, Helmut Neumann und Peter R. Galle

3.3.1 Einleitung

Als Darmkrebs – kolorektales Karzinom – wird ein bösartiger Tumor bezeichnet, der vom Dickdarm ausgeht. Darmkrebs macht etwa 10 % der bösartigen Tumorerkrankungen aus und tritt i. d. R. nach dem 50. Lebensjahr auf. Die

Häufigkeit von Darmkrebs nimmt mit dem Alter zu; Männer erkranken im Alter ab 65 Jahren nahezu doppelt so oft wie Frauen.

Darmkrebs kann durch Früherkennung und frühe Intervention mit großer Sicherheit verhindert werden, weil sich Darmkrebs i. d. R. aus Tumorvorstufen, den sog. Adenomen, entwickelt, die im Rahmen der Koloskopie (Darmspiegelung) entfernt werden können. Derzeit wird davon ausgegangen, dass im Alter von 75 Jahren die Zeitdauer für die Entstehung eines Karzinoms aus einer Vorstufe bei etwas mehr als fünf Jahren liegt. Dieser Aspekt sowie die erwartete, statistische Lebensdauer sollten insbesondere ab einem Alter von 75 Jahren bei der Entscheidung über belastende diagnostische und therapeutische Maßnahmen berücksichtigt werden.

3.3.2 Risiken

Risiken, die auch im Alter noch eine Rolle für die Entstehung von Darmkrebs spielen, sind Übergewicht, Rauchen, hoher Alkoholkonsum, Konsum von rotem Fleisch (Rind, Kalb, Schwein und Lamm) und Verzehr von verarbeitetem Fleisch, also z. B. Wurstwaren.

Bei einem Body-Mass-Index von über 25 kg/m^2 treten vermehrt Adenome und kolorektale Karzinome auf. Insbesondere stammbetonte Fettleibigkeit erhöht hierbei das Darmkrebsrisiko. Rauchen erhöht das Risiko für Kolonadenome auf das Doppelte und verursacht ein erhöhtes Kolonkarzinomrisiko. Bereits ein Alkoholkonsum von über 100 g wöchentlich erhöht das Risiko für ein Karzinom des Dickdarms und des Mastdarms um 15 %. Hier besteht nur ein Zusammenhang mit der Alkoholmenge. Die Art des alkoholischen Getränks hat keinen Einfluss. Während ein hoher Konsum von rotem und verarbeitetem Fleisch mit einem erhöhten Risiko für ein kolorektales Karzinom verbunden ist, gilt dies nicht für Geflügel.

3.3.3 Prävention durch einen gesunden Lebensstil

Auch im höheren Lebensalter kann die folgende Risikominimierung noch eine sinnvolle präventive Maßnahme darstellen: Grundsätzlich wird altersunabhängig zur Prävention des kolorektalen Karzinoms regelmäßige körperliche Aktivität und eine Gewichtsreduktion empfohlen. Ziel sollte ein Body-Mass-Index unter 25 kg/m^2 sein. Des Weiteren wird zum Verzicht auf das Tabakrauchen geraten. Bezüglich der Ernährung wird die Aufnahme von mindestens 30 g Ballaststoffen pro Tag, Konsum von fünf Portionen Obst oder Gemüse pro Tag, die Beschränkung auf allenfalls limitierten Alkoholkonsum sowie die Beschränkung auf geringe

Mengen rotes oder verarbeitetes Fleisch (kein täglicher Konsum) empfohlen. Die zusätzliche Einnahme von Mikronährstoffen, wie z. B. Vitaminen oder Medikamenten, wird hingegen zur Kolonkarzinomprophylaxe nicht angeraten.

3.3.4 Prävention durch Untersuchungen zur Früherkennung – Darmkrebsvorsorge

Für die Darmkrebsvorsorge stehen die Koloskopie, die Sigmoidoskopie, Tests auf verborgenes Blut im Stuhl sowie genetische und andere Stuhltests zur Verfügung. Darüber hinaus besteht die Möglichkeit einer Untersuchung des Dickdarms mithilfe Computertomografie oder einer Kapselendoskopie.

Koloskopie
Die Koloskopie stellt die effektivste Methode der Darmkrebsvorsorge dar. Sie kann das Risiko für die Entstehung eines Darmkrebses und auch die Mortalität (Sterblichkeit) um bis zu 70 % senken, u. a. weil Polypen und Krebsvorstufen erkannt und entfernt werden können. Wenngleich die Darmspiegelung eine relativ risikoarme Untersuchung darstellt, muss dennoch der Nutzen gegen die möglichen Risiken abgewogen werden. Die deutschen Fachgesellschaften empfehlen bei Patienten ohne zusätzliche Risiken oder Symptome die erstmalige Durchführung einer Darmspiegelung mit 50 Jahren. Bei unauffälligem Befund wird eine Wiederholung nach zehn Jahren angeraten. Aktuell wird diskutiert, ob das Intervall statt 10 Jahren 5 Jahre betragen soll. Die gesetzlichen Krankenkassen übernehmen die Kosten für die sogenannte Vorsorgekoloskopie bei Männern bereits ab dem Alter von 50 Jahren. Für Frauen bleibt das Alter von 55 Jahren erhalten. Begründet wird die Differenzierung mit dem erhöhten Darmkrebsrisiko bei Männern. Als weitere Neuerung ist vorgesehen, Versicherte regelmäßig ab dem 50. Lebensjahr schriftlich zur Darmkrebsfrüherkennung einzuladen.

Alternativen zur Koloskopie
Bei der *Sigmoidoskopie* wird nur der S-förmige untere Teil des Dickdarms endoskopisch untersucht. Hier bleiben jedoch höher im Dickdarm liegende Veränderungen unentdeckt. Die Ergänzung um einen *jährlichen Test auf verborgenes Blut* im Stuhl ist sinnvoll, um weiter oben im Dickdarm liegende Tumoren möglicherweise entdecken zu können. Diese Form der Vorsorge wird nur für Patienten empfohlen, die eine komplette Koloskopie ablehnen.

Der *jährliche Test auf verborgenes Blut im Stuhl* wird auch für die Patienten angeraten, die eine Dickdarmspiegelung völlig ablehnen.

Sogenannte *genetische Stuhltests* sowie *sonstige Stuhltests* werden derzeit nicht zur Vorsorge empfohlen. Dies gilt auch für *epigenetische Tests*, die nach darmkrebsassoziierten Veränderungen der Erbsubstanz im Blut suchen.

Auch für die *Computertomografie-Kolonografie* oder *Kapsel-Koloskopie* gibt es derzeit keine Empfehlung zum Einsatz zur Darmkrebsvorsorge.

3.3.5 Beschwerden und Auffälligkeiten

Folgende Beschwerden und Auffälligkeiten – unabhängig vom Alter – sollten zu einer Abklärung beim Arzt für Gastroenterologie oder Hausarzt führen:

- Blut im Stuhl oder Blutauflagerungen auf dem Stuhl
- Anhaltende Bauchschmerzen
- Änderungen des Stuhlverhaltens wie Durchfall, Verstopfung oder der Wechsel zwischen beiden, die sich nicht durch die Ernährung erklären lassen
- Anhaltender Gewichtsverlust

Was ist zu tun im Alter? Empfehlungen aus klinischer Sicht

Gesunde Ältere

- 65- bis 75-Jährige, ohne Familienanamnese und ohne weitere Risikofaktoren
  - Bislang noch keine komplette Koloskopie:
    - Bei Gesunden im Alter von 65 bis 75 Jahren sollte in diesem Fall eine komplette Koloskopie durchgeführt werden. Sofern der Patient diese ablehnt, sollte auf eine der oben angeführten alternativen Optionen hingewiesen werden.
  - Koloskopie vor fünf bis zehn Jahren:
    - Diejenigen, bei denen in den letzten fünf bis zehn Jahren eine Koloskopie ohne krankhaften Befund durchgeführt wurde, sollten eine Wiederholung der Koloskopie zehn Jahre nach der letzten anstreben.
      Bei Patienten, bei denen in einer vorangegangenen Koloskopie sog. Adenome als mögliche Vorstufen eines Kolonkarzinoms entfernt worden sind, ist der Zeitpunkt, zu dem zu einer erneuten Koloskopie geraten wird, von der Größe und der Zahl der Adenome sowie dem Ausmaß der feingeweblichen Veränderungen abhängig und wird vom untersuchenden Arzt festgelegt.
  - Über 75-Jährige ohne Familienanamnese und ohne weitere Risikofaktoren; bisher noch keine komplette Koloskopie:

- Bei über 75-Jährigen kann die Durchführung einer Koloskopie ebenfalls erwogen werden. Die deutschen Leitlinien zur Darmkrebsvorsorge sehen keine starre Altersgrenze vor. Im Gegensatz hierzu wird beispielsweise in den US-amerikanischen und europäischen Leitlinien eine Darmkrebsvorsorge bei Patienten über 75 Jahre nicht empfohlen. Begründet wird diese Zurückhaltung mit erhöhten Risiken für Komplikationen und einem nur geringen statistischen Gewinn an Lebenszeit durch die Koloskopie, falls Darmkrebsvorstufen entdeckt und behandelt werden. Dies beruht einerseits darauf, dass bei solchen statistischen Erwägungen die Risiken der Untersuchung mit eingerechnet werden und andererseits darauf, dass berücksichtigt wird, dass ältere Patienten möglicherweise die Entwicklung eines Darmkrebses aus einer in höherem Alter vorhandenen Darmkrebsvorstufen gar nicht mehr erleben. Zu betonen ist in diesem Zusammenhang, dass v. a. das biologische Alter für die Indikation zur Vorsorgekoloskopie zu berücksichtigen ist. Auch wenn hierzu Studiendaten fehlen, kann doch davon ausgegangen werden, dass gesunde, biologisch jüngere, über 75-jährige Menschen vermutlich von der Vorsorgekoloskopie noch profitieren können.

- Koloskopie vor fünf bis zehn Jahren

  - Hier gilt auch für die über 75-Jährigen mit einer unauffälligen Koloskopie in der Vorgeschichte, dass zehn Jahre nach der letzten Koloskopie eine Wiederholung erwogen werden kann.

3.3.6 Ältere mit internistischen Erkrankungen und medikamentöser Dauertherapie

Bei Patienten mit internistischen Vorerkrankungen und/oder medikamentöser Dauertherapie fällt es noch schwerer als bei den Personen ohne Vorerkrankungen, Empfehlungen rein auf das Lebensalter bezogen zu geben. Einerseits gilt es zu bedenken, dass das Risiko der Koloskopie insbesondere bei Erkrankungen des Herz-Kreislauf-Systems oder der Lunge deutlich erhöht sein kann. Des Weiteren ist zu berücksichtigen, dass Erkrankungen die Lebenserwartung dahingehend einschränken können, dass es noch weniger wahrscheinlich als bei gesunden Personen ist, dass der Patient die Entwicklung eines Darmkrebses überhaupt erlebt. Ähnliche Überlegungen sind auch bei Patienten anzustellen, bei denen bereits ein fortgeschrittenes Tumorleiden vorliegt. Wenn die Lebenszeit absehbar ist, erscheint eine Darmkrebsvorsorge nicht sinnvoll.

Eine allgemeingültige Empfehlung für die Darmkrebsvorsorge bei Patienten mit Begleiterkrankungen ist also schwierig. So ist es denkbar, dass bei einem Patienten, der beispielsweise unter einer schweren Lungenerkrankung mit eingeschränkter Lebenserwartung leidet, bereits im typischen Vorsorgealter von 50 bis 55 Jahren eine Darmkrebsvorsorge bei Abwägung der Risiken und des potenziellen Nutzens nicht sinnvoll erscheint. Umgekehrt kann es auch bei einem biologisch jüngeren erkrankten und medikamentös dauerbehandelten Patienten über 75 Jahre, der beispielsweise nur unter einem gut eingestellten Bluthochdruck leidet, sinnvoll sein, immer noch eine Koloskopie zur Darmkrebsvorsorge durchzuführen.

Die Indikation zur Darmkrebsvorsorge muss deshalb letztendlich vom biologischen Lebensalter, den individuellen Vorerkrankungen sowie dem individuellen Patientenwunsch abhängig gemacht werden. Für den Einzelnen sinnvolle Entscheidungen für oder gegen bestimmte Maßnahmen im Rahmen der Darmkrebsvorsorge sind nur im Dialog zwischen Patient, Hausarzt und Gastroenterologen möglich. Nicht zuletzt ist zu bedenken, dass im Zusammenhang mit Vorsorgeuntersuchungen, gerade im höheren Lebensalter, immer auch ein Recht auf Nichtwissen besteht. Deshalb hat der individuelle Wunsch des Patienten nach entsprechender Beratung durch Hausarzt und/oder Gastroenterologen bei der Darmkrebsvorsorge gerade im höheren Lebensalter den höchsten Stellenwert.

3.4 Hautkrebs

Caroline Mann und Stephan Grabbe

Hautkrebs wird unterteilt in den sog. hellen bzw. weißen Hautkrebs und den schwarzen Hautkrebs (Melanom).

3.4.1 Heller Hautkrebs – Nicht-Melanom-Hautkrebs

Hierzu gehören Basaliome (Basalzellkarzinom), Spinaliome (Plattenepithelkarzinome) sowie eine Reihe von seltenen Hauttumoren. Das Risiko, während der Lebenszeit an einem hellen Hautkrebs zu erkranken, beträgt etwa 30 %, etwa 1 % der Patienten stirbt daran.

Spinaliome treten gehäuft an lichtexponierten Körperstellen auf; 90 % im Kopfbereich besonders auf der behaarten Kopfhaut, an Unterlippe, Ohren und Stirn. Sie haben ein unterschiedliches Aussehen. Sie können als hautfarbene oder gerötete, leicht blutende Knötchen oder als schuppige Hauterhebung auftreten. Basaliome treten ebenfalls überwiegend im Gesichtsbereich auf (ein Drittel auf der Nase), aber auch an anderen Körperstellen (Marks 1995), wie z. B. am Körperstamm oder an den Extremitäten. Auf der Haut

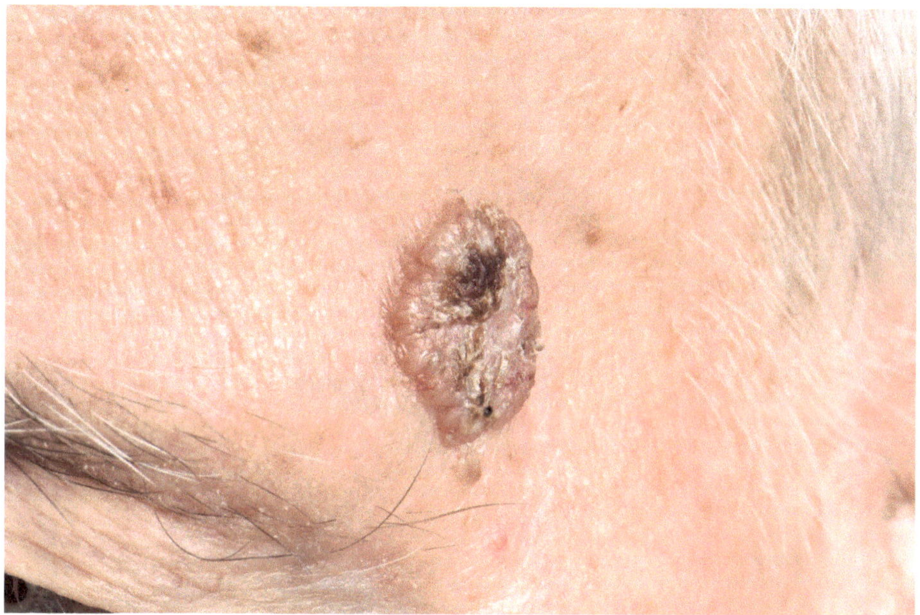

Abb. 3.1 Basalzellkarzinom an der linken Schläfe

erscheinen sie als hautfarbene bis bräunliche, langsame wachsende Knoten (Abb. 3.1). Sie können auch im Rahmen von anderen Erkrankungen wie dem Gorlin-Golz-Syndrom, dem Rombo-Syndrom, dem Bazex-Dupré-Christol-Syndrom und dem sog. Basalzellkarzinomsyndrom auftreten.

3.4.2 Schwarzer Hautkrebs (Melanom)

Das maligne (bösartige) Melanom stellt die gefährlichste Hautkrebsform dar, weil durch die Verbreitung der Melanomzellen im Körper Metastasen entstehen. Das Risiko, während der Lebenszeit an einem Melanom zu erkranken, ist mit etwa 2–3 % deutlich niedriger als beim hellen Hautkrebs, das Sterberisiko beträgt jedoch etwa 8 %, wobei sich dieses in Abhängigkeit vom Tumorstadium zum Zeitpunkt der Diagnose bis auf über 80 % erhöhen kann.

Das Melanom kann prinzipiell an jeder Stelle des Körpers auftreten. Es erscheint bei Beginn i. d. R. als pigmentierter Fleck, der mit der Zeit erhaben wird und knotig werden kann, asymmetrisch ist, unregelmäßig begrenzt, vielfarbig und größer als 6 mm. Melanome finden sich bei Frauen besonders häufig im Gesicht und an der unteren Extremität (insbesondere Unterschenkel); bei Männern bevorzugt am Oberkörper, besonders am Rücken (Abb. 3.2).

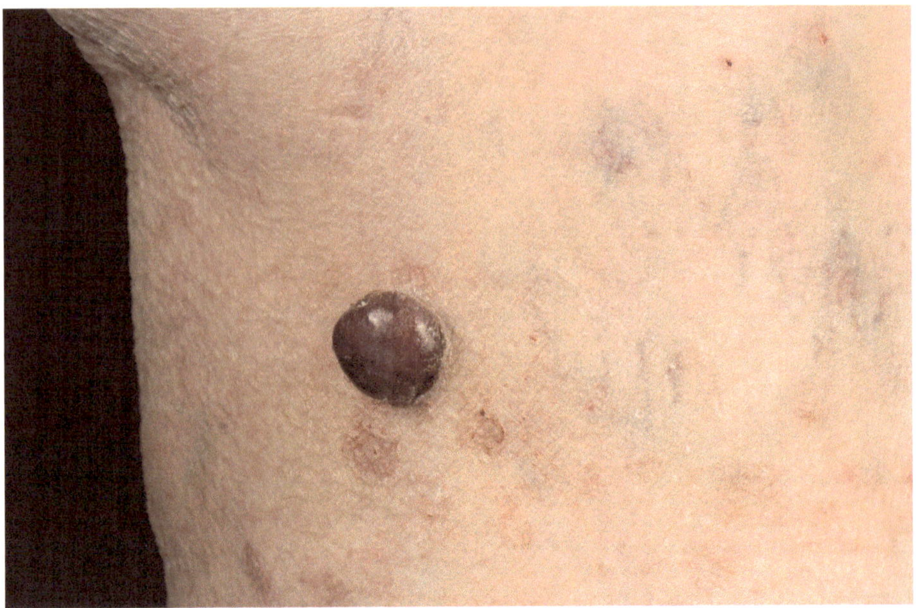

Abb. 3.2   Noduläres Melanom am Stamm

3.4.3   Häufigkeit, Alter und Geschlechtsverteilung von Hautkrebs im Alter

Die häufigsten Hautkrebsarten sind das Basaliom und das Spinaliom, der dritthäufigste Hautkrebs ist das Melanom. Hautkrebs gehört inzwischen zu den häufigsten Krebsarten in Deutschland und die Häufigkeit nimmt jedes Jahr um 10 % zu. Die Wahrscheinlichkeit an Hautkrebs zu erkranken, insbesondere an Spinaliomen und deren Vorstufen (sog. aktinische Keratosen) steigt mit zunehmendem Lebensalter stark an (Armstrong und Kricker 2001).

Eine aktuelle Studie aus dem Jahr 2017 prognostiziert auf der Basis der Daten aus dem Saarland und Schleswig-Holstein für die Zukunft eine 1,5-fache Zunahme von Nicht-Melanom-Hautkrebs (NMSC) bei Personen zwischen 60 und 79 Jahren. Besonders Personen ab dem 75. Lebensjahr sind von einem höheren Hautkrebsrisiko mit erhöhter Sterblichkeit betroffen (Leiter et al. 2017; Lee et al. 2017). Männer sind etwa dreimal häufiger als Frauen gleichen Lebensalters betroffen (Lomas et al. 2012). Generell gilt für Männer ab 70 Jahren, dass sie ein erhöhtes Risiko für hellen Hautkrebs haben.

An einem Melanom erkrankten in den Jahren 2013 und 2014 mehr Frauen als Männer in einem Alter zwischen 20 und 50 Jahren, zwischen 50 und

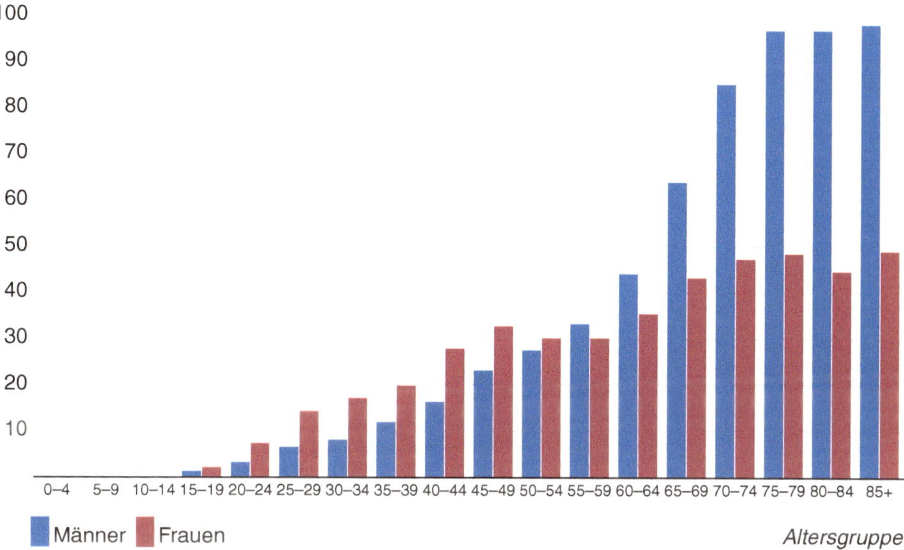

Abb. 3.3 Anzahl altersspezifischer Erkrankung an schwarzem Hautkrebs in Deutschland nach Geschlecht, Daten aus dem Bericht des Robert Koch-Instituts (RKI) 2013/2014

60 Jahren war die Erkrankungsrate bei Männern und Frauen ähnlich und ab einem Lebensalter von 60 Jahren erkrankten erheblich mehr Männer als Frauen. Ab einem Alter von 75 Jahren erhöhte sich für Männer und Frauen die Erkrankungsrate nicht mehr (Abb. 3.3; (Robert Koch Institut (RKI) 2017)).

Erste Hautveränderungen treten meist 15 bis 30 Jahre nach UV-Langzeitexposition auf. Etwa 50 % der Patienten mit NMSC entwickeln weitere Hauttumoren (Leiter et al. 2017), während bei Melanomen das Auftreten eines zweiten Melanoms steigt (Robert Koch Institut (RKI) 2017). Da diese Zweittumoren i. d. R. zunächst keine Beschwerden verursachen, sollten Patienten, bei denen ein Hauttumor besteht, abhängig vom Tumorstadium alle drei bis zwölf Monate regelmäßig von Hautärzten auf Zweittumoren untersucht werden.

3.4.4 Risikofaktoren

Allen drei Hautkrebsarten gemeinsam ist, dass ihre Entstehung durch UV-Strahlung (Sonne und Solarien) sowie durch einen hellen Hauttyp (Haut, Augen, Haare) begünstigt wird. Heller Hautkrebs, insbesondere Spinaliome, wird vor allem durch eine andauernde UV-Strahlenbelastung der Haut begünstigt, das Melanom besonders durch Sonnenbrände in den ersten zehn Lebensjahren.

Weitere Risikofaktoren für Hautkrebs sind chemische Substanzen, Strahlenbelastung, chronische Wunden, ein geschwächtes Immunsystem (durch Erkrankungen wie z. B. Leukämien oder Medikamente, die das Immunsystem hemmen). Beim Melanom bestehen zusätzlich noch folgende Risikofaktoren: Hautkrebs in der Familie, genetische Faktoren und mehr als 100 Pigmentflecken (Society TAC 2016).

Hochrisikopatienten für Hautkrebs sind demnach männlich, älter als 65 Jahre, waren bereits an einem Hautkrebs erkrankt und sind genetisch vorbelastet. Sie sind immunsupprimiert und haben jahrelang unter vermehrter UV-Belastung gearbeitet (z. B. Landwirte, Gärtner, Bau- und Straßenarbeiter) sowie in jüngeren Jahren mehrfach Sonnenbrand erlitten (Iannacone et al. 2016; Lakhani et al. 2014).

3.4.5 Prävention und Früherkennung

Das wichtigste ist die Reduktion der Sonnenexposition und die konsequente Verwendung von Sonnenschutzmitteln. Die Empfehlung für konsequenten Lichtschutz gilt nicht nur für junge Menschen, sondern auch im Alter, da aktinische Keratosen sich zu hellem Hautkrebs entwickeln können.

Die Gefahren von Sonnenstrahlung können durch Verwendung von Sonnenschutzcreme mit höherem Lichtschutzfaktor sowie Textilien mit Sonnenschutzfaktor gemindert werden.

Fälschlicherweise wird angenommen, dass wiederholtes Auftragen von Schutzcreme zu einer Verlängerung des Schutzes führt und somit ein ausgiebiges Sonnenbaden ermöglicht. Verschiedene Studien zeigen jedoch, dass eine relevante Schutzwirkung von Sonnencreme beim beabsichtigten Liegen bzw. Sitzen in der Sonne, nur begrenzt ist (Lin et al. 2011).

Wenn Hautkrebs früh erkannt wird, kann er erfolgreich behandelt werden und führt nicht zum Tod.

Für die Früherkennung sollte auch der ältere Mensch sich einmal monatlich selbst untersuchen und nach folgenden Hautveränderungen suchen: sich dunkel verfärbende, blutende oder an Größe zunehmende Muttermale sowie neue krustige oder rötliche Hautveränderungen. Dabei sind die folgenden Körperregionen besonders genau zu untersuchen: Bei Männern die obere Rumpfpartie und der Kopf, bei Frauen Gesicht und untere Extremität.

Fazit

- Ab einem Alter von 60 Jahren steigt das Risiko, an einem hellen Hautkrebs (Basaliom, Spinaliom) zu erkranken; das Risiko erhöht sich nochmals zwischen 70 und 75 Jahren insbesondere bei Männern.
- Melanome treten früher auf als Basaliome (bereits in der dritten Lebensdekade).
- Patienten, die bereits an einem Melanom erkrankt waren, tragen ein erhöhtes Risiko ein zweites Melanom zu entwickeln.
- Hochrisikogruppen (hohe UV-Strahlenbelastung, Hautkrebs in der Familie, älter als 65 Jahre) sollten mindestens alle sechs Monate ein Hautkrebs-Screening durchführen lassen.
- Menschen ohne hohes Risiko sollten einmal jährlich ein Hautkrebs-Screening durchführen lassen.
- Sonnenbaden ist zu vermeiden.
- Bei Sonnenexposition, insbesondere auch in den Bergen, Verwendung von Sonnenschutzcreme mit hohem Lichtschutzfaktor sowie Textilien mit Sonnenschutzfaktor. Dies gilt ausdrücklich auch für ältere Menschen.
- Wiederholtes Auftragen von Sonnenschutzcreme verlängert nicht den Sonnenschutz.

3.5 Augenprobleme

Paul-Rolf Preußner

3.5.1 Allgemeines

Solange man gut sieht, denkt man nicht darüber nach. Aber ab der vierten bis fünften Lebensdekade bemerkt jeder ein Nachlassen der Fähigkeit, sowohl in der Ferne als auch in der Nahe scharf zu sehen. Wer vorher in der Ferne wie „ein Adler" gesehen hat, benötigt jetzt zum Lesen eine Brille und kann nachvollziehen, wie es denen schon lange geht, die wegen Kurzsichtigkeit schon seit Jugend oder Kindheit eine Sehhilfe brauchen. Diese altersbedingte Augenveränderung, das Nachlassen der Akkommodationsfähigkeit, bemerkt jeder selbst. Das gilt aber nicht für alle Augenprobleme. Verschiedene altersbedingte Veränderungen (Degenerationen) und Erkrankungen werden subjektiv ganz unterschiedlich wahrgenommen und haben ganz unterschiedliche Behandlungsoptionen und Verläufe, die von einer vollständigen Rehabilitation bis zur kompletten, irreversiblen Erblindung reichen können. Es ist daher extrem wichtig, sie klar zu erkennen und zu unterscheiden. Dies soll im Folgenden ausgeführt werden.

3.5.2 Verschwommenes Sehen und Blendung: die gut therapierbare Katarakt (grauer Star)

Die weltweit häufigste Erblindungsursache ist die Katarakt, auch grauer Star genannt, bei der die Augenlinse eintrübt. Die getrübte Augenlinse kann jedoch mit sehr hoher Präzision und Sicherheit operiert werden, wobei das getrübte Linseninnere entfernt und durch eine Kunstlinse ersetzt wird, die lebenslang stabil im Auge verbleibt. Die Erblindung an der Katarakt erscheint daher in Industrieländern überhaupt nicht in den Statistiken zur Erblindung. Weltweit ist die Katarakt nur deshalb statistisch die Nummer 1, weil in vielen Entwicklungsländern die Infrastruktur zur Operation aus finanziellen Gründen weitgehend fehlt.

Die ersten Anzeichen einer Katarakt sind ein Abfall der Sehschärfe und eine Zunahme des Blendungsempfindens bei Gegenlicht. Beides nimmt im weiteren Verlauf zu. Ab wann eine Katarakt operiert werden muss, hängt von den Anforderungen des Betroffenen an seine Sehqualität ab. Ein Aufschieben der Operation schädigt das Auge ansonsten nicht (Ausnahme: extrem fortgeschrittene, überreife, weiße Katarakt, bei der die Linse platzen kann). Wer allerdings am Straßenverkehr teilnimmt, ist verantwortlich für eine ausreichende Sehschärfe. Diese lässt sich mit einem einfachen Sehtest objektivieren. Wer hier noch gut genug abschneidet, kann eine geringe Linsentrübung vorläufig noch ignorieren. Ein Aufschieben der Operation hat allerdings einen anderen Nachteil: man nimmt sich Lebenszeit mit besserer Sehqualität, wenn die Operation dann schließlich doch erforderlich wird. Das ist letztlich bei jedem der Fall, wenn er nur alt genug wird, beim einen früher, beim anderen später.

3.5.3 Erblindung durch Glaukom: häufig, heimtückisch, durch Prophylaxe aber meist vermeidbar

Das Glaukom, im Volksmund auch grüner Star genannt, ist ein Sammelbegriff für degenerative Erkrankungen des Auges, bei denen es zum irreversiblen Absterben von Nervenzellen kommt. Der Hauptrisikofaktor dafür ist neben dem Alter ein individuell zu hoher Augeninnendruck. Nach WHO-Statistik ist das Glaukom weltweit die zweithäufigste Erblindungsursache.

Von den verschiedenen Glaukomformen ist in den westlichen Industrieländern diejenige mit etwa 80–90 % am häufigsten, bei der der individuell tolerable Augeninnendruck nur mäßig erhöht ist, und bei der das Absterben der Nervenzellen langsam über viele Jahre fortschreitet. Dieses sog. chronische Offenwinkelglaukom ist besonders heimtückisch, weil die Betroffenen solange nichts davon bemerken, bis der weitaus größte Teil ihrer Ganglienzellen (drittes Neuron der Sehbahn) bereits abgestorben ist. Der Verlust an Sehfähigkeit lässt sich objektivieren durch Flächenbereiche im Gesichtsfeld, an denen nichts mehr oder zumindest deutlich weniger als bei Gesunden gesehen wird. Diese Verlustzonen, Skotome genannt, lassen sich mit augenärztlichen Untersuchungsverfahren bestimmen. Sie fallen den Betroffenen aber ansonsten zunächst nicht selbst auf. Genau darin liegt die besondere Heimtücke. Der unbemerkt fortschreitende Gesichtsfeldverfall ist aber nicht nur ein Gesundheitsschaden an den Augen der betroffenen Patienten. Vielmehr stellt er auch ein Unfallrisiko für die Patienten und für andere z. B. im Straßenverkehr dar.

Anders als bei anderen Augenerkrankungen sind die Skotome beim Glaukom für die Patienten nicht als dunkle oder fehlende Flecken im Gesichtsfeld wahrnehmbar. Man versteht das am besten so wie die Wahrnehmung des Bereichs hinter dem eigenen Kopf: Auch dieser Bereich erscheint nicht dunkel oder als im Gesichtsfeld fehlend, sondern einfach überhaupt nicht. Auch das kleine Skotom, das als sog. blinder Fleck bei jedem physiologischerweise im Gesichtsfeld fehlt, wird normalerweise nicht subjektiv wahrgenommen. Es entspricht dem Flächenanteil des Sehnervenkopfs, einem annähernd runden Areal von etwa 1,5 mm Durchmesser im Augenhintergrund, auf dem sich keine das Licht wahrnehmende Netzhaut befindet.

Die zentrale Sehschärfe, die subjektiv am ehesten durch die Lesefähigkeit repräsentiert wird, bleibt beim fortschreitenden Glaukom lange Zeit erhalten. Erst wenn etwa 90 % der Ganglienzellen abgestorben sind, fällt auch sie ab, und oft erst dann, also viel zu spät, suchen die Betroffenen den Augenarzt auf.

Eine weitere Heimtücke des chronischen Offenwinkelglaukoms liegt in der Schwierigkeit seiner Diagnostik. Das chronische Glaukom ist nämlich nicht wohldefiniert eine Erkrankung, die man genau entweder hat oder nicht hat, wie z. B. einen Herzinfarkt oder eine Infektionskrankheit. Vielmehr findet man oft einen mehr oder weniger ausgeprägten Glaukomschaden, von dem zum Untersuchungszeitunkt nicht absehbar ist, ob er schnell weiter voranschreitet oder ob der Betreffende seine Glaukomerblindung nie erleben wird. Einfach ist die Diagnostik nur in den Extremfällen: es ist für den Augenarzt klar, ob jemand keinen Glaukomschaden hat und wohl auch in nächster Zeit keinen bekommt, und es ist klar, ob jemand einen finalen oder präfinalen Glaukomschaden hat.

Das Glaukom ist überwiegend eine Erkrankung des höheren Lebensalters. Neben dem Alter ist der zweite Hauptrisikofaktor der Augeninnendruck. Allerdings gibt es keinen Grenzwert, oberhalb dessen das Glaukom immer und unterhalb dessen es nie auftritt. Ein solcher Grenzwert, z. B. 21 mmHg, war früher postuliert worden, konnte aber dann doch nicht objektiv bestätigt werden. Es gibt sowohl Patienten mit einer deutlichen Glaukomprogredienz bei einem Druck unter 21 mmHg (manchmal als Normal- oder Niederdruck-druckglaukom bezeichnet) als auch Menschen ohne Glaukomschaden mit höherem Augendruck, oft dann als okulare Hypertension eingestuft.

Die augenärztliche Glaukomdiagnostik besteht aus einer Beurteilung des Sehnervenkopfs, also der Stelle, an der der Sehnerv ins Auge eintritt, in Verbindung mit Untersuchungen des Gesichtsfelds. Nicht selten müssen diese Untersuchungen z. B. im Abstand von einem halben oder ganzen Jahr wiederholt werden, weil sich nur so eine Zunahme eines Glaukomschadens nachweisen oder ausschließen lässt. Der Augeninnendruck wird diagnostisch hauptsächlich als Indikator für den Erfolg einer angesetzten Therapie verwendet. Allerdings ist die Wahrscheinlichkeit für die spätere Entwicklung eines Glaukoms umso höher, je höher der Augendruck ist.

Die Therapie besteht in der Senkung des Augeninnendrucks. In vielen Fällen genügen hierzu Augentropfen, die allerdings regelmäßig und lebenslang angewendet werden müssen. Wenn die Tropfen keine ausreichende Drucksenkung bewirken, können Laser- oder chirurgische Verfahren erforderlich werden. Eine rechtzeitige und konsequente Behandlung kann den Augeninnendruck in der Mehrzahl der Fälle ausreichend senken und so ein weiteres Voranschreiten des Glaukomschadens und damit v. a. eine Erblindung verhindern.

Ab dem 40. Lebensjahr ist eine augenärztliche Untersuchung zur Glaukomprophylaxe jedem anzuraten, auch wenn keinerlei Probleme mit den Augen bekannt sind. In höherem Alter empfiehlt sich auch bei vermeintlich Augengesunden eine Wiederholung im Abstand einiger Jahre. Ein sinnvolles Zeitintervall für Folgeuntersuchungen kann der Augenarzt auf der Basis von Risikokriterien individuell festlegen.

3.5.4 Zentraler dunkler Fleck: die schwer behandelbare altersabhängige Makuladegeneration

Mit in den letzten Jahrzehnten zunehmender Häufigkeit kommt es bei vielen älteren Menschen zu einem Gewebeumbau mit oder ohne Gefäßneubildung im Bereich der zentralen Netzhaut. Die Betroffenen bemerken zunächst nur einen leichten Abfall der Sehschärfe, dann einen größer werdenden dunklen Fleck in der Bildmitte ihres Gesichtsfelds. Eine Therapie ist im Fall einer Gefäßneubildung durch Injektionen von Hemmstoffen der Gefäßbildung möglich. Diese Behandlung kann aber nur den Verlauf anhalten oder verlangsamen, nicht den ursprünglichen Zustand wiederherstellen. Wenn nur ein Gewebeumbau ohne Gefäßneubildung vorliegt (sog. trockene altersabhängige Makuladegeneration [AMD]), gibt es, anders als bei der feuchten AMD, keine Therapie. Eine Vorbeugung, mit der die Erkrankung vermieden werden könnte, ist nicht bekannt.

3.5.5 Schnelles Handeln bei beginnender Netzhautablösung

Die Netzhaut ist die lichtempfindliche Schicht des Auges, also der optische Sensor. Wenn sie sich von der inneren Augenwand nach innen ablöst, verliert sie ihre Funktionsfähigkeit. Diese „Netzhautablösung" ist meist ein akutes Geschehen, das sofort behandelt werden muss. Es tritt i. d. R. nicht erst in hohem Alter, sondern durchaus auch in jüngeren Lebensjahren auf. Die Betroffenen bemerken Blitze, v. a. bei Augenbewegungen, und danach nicht selten einen Rußregen und/oder einen schwarzen Vorhang. Beim Auftreten der ersten Symptome muss sofort ein Augenarzt aufgesucht werden, damit die weitere Ablösung gestoppt und bereits abgelöste Netzhaut gegebenenfalls durch eine Operation wieder angelegt werden kann.

Fazit

- Der graue Star (die Katarakt), der aufgrund der Linsentrübung zu einer Verschlechterung der Sehschärfe und Zunahme der Blendungsempfindlichkeit führt, kann in Deutschland erfolgreich und sicher operiert werden.
- Der grüne Star (Glaukom), wird von den betroffenen Menschen meist zu spät wahrgenommen, weil der Gesichtsfeldverfall nicht früh genug bemerkt wird. Deshalb soll ab dem 40. Lebensjahr eine augenärztliche Untersuchung erfolgen, die in höherem Alter im Abstand einiger Jahre zu wiederholen ist. Die weiteren Untersuchungsintervalle werden vom Augenarzt festgelegt.
- Die feuchte Makuladegeneration kann im Gegensatz zur trockenen heute behandelt werden. Eine Vorbeugung ist bisher nicht möglich.
- Eine Netzhautablösung stellt einen augenärztlichen Notfall dar und muss sofort behandelt werden. Symptome wie Blitze v. a. bei Augenbewegungen und schwarzer Vorhang/Rußregen erfordern den sofortigen Besuch beim Augenarzt.

3.6 Hörstörungen

Christoph Matthias

Häufigkeit von Hörstörungen

Hörstörungen, insbesondere die das Gehörorgan betreffende Innenohrschwerhörigkeit, gehören zu den sehr häufigen Erkrankungen. Die Innenohrschwerhörigkeit betrifft in westlichen Industrienationen etwa 15–20 % der Bevölkerung, wobei davon etwa 35 % den Hochfrequenzbereich betreffen. Diese Hörstörungen treten, abhängig von dem Lebensalter sehr unterschiedlich häufig auf. Während Neugeborene nur in etwa 0,2 % unter einer Innenohrschwerhörigkeit leiden, liegt die Häufigkeit in der gesamten Bevölkerung unter dem 50. Lebensjahr bei etwa 10 %. Hingegen steigt die Prävalenz zwischen dem 50. und 75. Lebensjahr auf 65 % an. Männer sind etwas häufiger betroffen als Frauen. Diese im Alter auftretende Schwerhörigkeit ist typischerweise langsam progredient und betrifft zunächst nur die mittleren und hohen Frequenzen, während die tiefen Frequenzen lange recht stabil sind und gut gehört werden.

Auswirkungen von Hörstörungen
Eine Schwerhörigkeit beeinträchtigt unsere Lebensqualität ganz erheblich. Es wird für die schwerhörige Person immer schwieriger, zu kommunizieren und am gesellschaftlichen Leben teilzunehmen. Kommunikativ anspruchsvolle Situationen führen zu schneller Erschöpfung und häufiger Müdigkeit. Die Personen werden weniger aufmerksam, was von der Umgebung häufig als Desinteresse interpretiert wird. Die Einbeziehung in Gespräche und die Aufmerksamkeit, die den Schwerhörigen von anderen entgegengebracht wird, nimmt kontinuierlich ab. Daraus resultiert oft soziale Isolation, die wiederum häufig zum Ausbilden von Ängsten und Depressionen führt.

Wie Hören wir?
Das Hören und das für die Kommunikation notwendige Verstehen von Sprache ist ein sehr komplexer Vorgang. Über den Gehörgang wird der Schall zum Trommelfell geleitet und von hier über die Gehörknöchelchenkette zum Innenohr, der Hörschnecke, weitergeleitet. Im Innenohr (der Cochlea) befinden sich die eigentlichen Sinneszellen, die äußeren und inneren Haarzellen, an denen der Schallreiz in ein Nervenaktionspotenzial umgewandelt wird (Abb. 3.4). Während die inneren Haarzellen die eigentlichen Sinneszellen sind, kommt den äußeren Haarzellen in der Hörschnecke eine besondere Bedeutung als Steuerungsmechanismus zu. So spielen bei der Schallaufnahme nicht nur Nervenbahnen zum Gehirn eine Rolle, die die Nervenimpulse zu zentralen Hörbahnen weiterleiten, sondern darüber hinaus vielfältige Steuerungsmechanismen vom Gehirn zum Innenohr (sog. efferente Fasern). Hierbei haben die äußeren Haarzellen eine besondere Bedeutung. Neuere

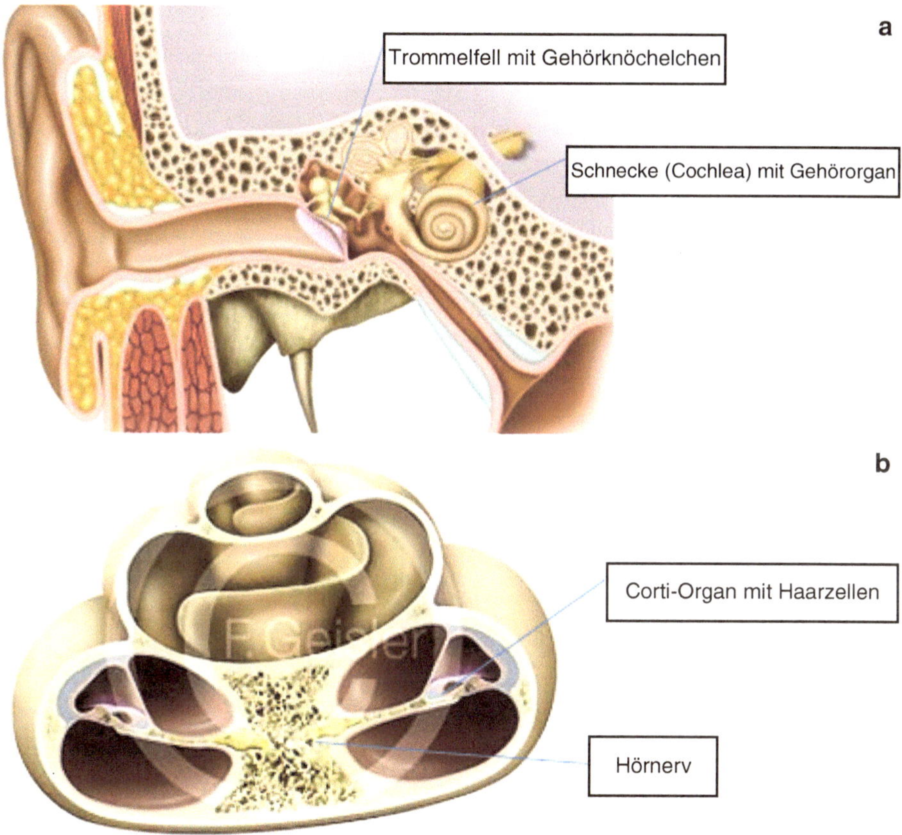

Abb. 3.4 **a** Übersicht äußeres Ohr, Mittel- und Innenohr, **b** Hörschnecke im Querschnitt

Forschungsergebnisse zeigten, dass auch die Übertragungsbereiche für die Nervensignale der inneren Haarzellen, die sog. Bändersynapsen, eine Schlüsselrolle innehaben. Diese sind in der Lage, extrem schnell Nervensignale weiterzuleiten. Deren genaue Mechanismen werden derzeit intensiv untersucht. Bisher ist bekannt, dass eine intensive Lärmbelastung zu einer vorübergehenden Hörminderung führt, die wohl auf eine vorübergehende Beeinträchtigung des Signaltransports an diesen Bändersynapsen zurückzuführen ist. Es schließt sich dann eine komplexe Verarbeitung der Nervensignale in der zentralen Hörbahn an, bis aus dem Tonsignal, das auf das Trommelfell fällt, letztlich ein Begriff wird, dem wir mit unserer Hirnleistung eine besondere Bedeutung zuordnen können.

Hörstörungen im Alter

Störungen können alle Bereiche der oben geschilderten Hörbahn betreffen. Gerade die äußeren Haarzellen im Innenohr können vielfältig durch Lärm und Medikamente geschädigt werden. Ein direkter Zusammenhang zwischen der teilweisen Zerstörung der äußeren Haarzellen und der Entwicklung einer Innenohrschwerhörigkeit wurde in zahlreichen Studien nachgewiesen. Darüber hinaus werden seit vielen Jahren Zusammenhänge zwischen kardiovaskulären Erkrankungen und anderen Risikofaktoren wie Rauchen, Übergewicht, erhöhte Blutfette und dem Entstehen der Innenohrschwerhörigkeit vermutet, wobei ein zweifelsfreier Nachweis bisher nicht erbracht wurde. Diesen nachzuweisen ist auch deshalb so schwer, da direkte Untersuchungen am Innenohr aufgrund der enormen Verletzlichkeit der dort befindlichen Strukturen schwierig sind und Laborversuche in ihrer Aussagekraft nur begrenzt auf die Lebenssituationen übertragen werden können.

Ein Zusammenhang von Innenohrstörungen und Viruserkrankungen ist für einige wenige Virusinfektionen nachgewiesen worden. So spielen bei Neugeborenen eine Kongenitale-Zytomegalievirus(CMV)- und Varizellen-Zoster-Infektion bei der Entwicklung von Hörstörungen eine Rolle. Bei Erwachsenen wurde nachgewiesen, dass bei HIV-Infektionen häufiger Hörstörungen auftreten. Demgegenüber ist ein Zusammenhang mit den alljährlich auftretenden Rhinoviren- und Influenzavireninfektionen mit der Entwicklung von Innenohrstörungen nicht nachgewiesen worden.

Die äußeren Haarzellen werden auch durch die über das Leben aufsummierte Lärmbelastung geschädigt. Die Nervenbahnen, der sich daran anschließenden Hörbahn in das Gehirn, werden mit zunehmendem Alter funktionell schlechter und insgesamt weniger, wenn auch dieser Prozess individuell sehr unterschiedlich verläuft. Das Hören besteht also nicht nur aus der Wahrnehmung von einzelnen Frequenzen und Geräuschen, sondern stellt einen sehr komplexen Vorgang dar, der neben dem Sinnesorgan die Integrität der sich dann anschließenden neuronalen Strukturen voraussetzt. Neben der extrem schnellen Weiterleitung von Aktionspotenzialen entlang der Nervenfasern schließen sich daran komplexe Verarbeitungsvorgänge im Gehirn an, die das Erkennen von Silben und das Zuordnen der daraus folgenden Bedeutung möglich machen. Hören setzt also neben einem intakten Sinnesorgan ein hohes Maß an kognitiver Leistung voraus. Die Bedeutung dieser zentralen Anteile des Hörverstehens ist in den letzten Jahren zunehmend in den Fokus wissenschaftlicher Arbeiten getreten und hat zu dem Begriff der zentralen Presbyakusis, also einer zentralen Hörminderung, geführt. Untermauert werden solche Erkenntnisse z. B. durch Studien, die Jugendliche und ältere Menschen mit identischer Innenohrleistung (sowohl Normalhörige als auch Schwerhörige) gegenüberstellten. Hier zeigten die älteren Menschen durchweg eine zeitlich schlechtere Erkennung von Sprache, bedingt durch eine schlechtere Verarbeitung in der zentralen Hörbahn.

Im Alltag fällt diese schleichende Form der komplexen Hörstörung aus Innenohrschädigung und schlechter werdender Verarbeitung in der zentralen Hörbahn dadurch auf, dass die betroffenen Personen das Gefühl haben, Sprache schlechter zu verstehen. Geräusche werden zwar wahrgenommen, aber die Worte an sich oder Feinheiten in der Bedeutung, die durch unterschiedliche Betonung bedingt sind, werden schlechter erkannt.

Was sollte untersucht werden?
Der Schweregrad einer Hörstörung und die Unterscheidung der unterschiedlichen Ursachen einer Schwerhörigkeit lassen sich im Rahmen einer exakten Hördiagnostik feststellen. Dabei wird zunächst ein Tonschwellenaudiogramm durchgeführt, bei dem die Hörschwelle für einzelne Töne unterschiedlicher Frequenzen ermittelt wird. Weiterhin wird das Verstehen von Sprache getestet. Dabei kommt neben dem Verstehen von recht einfach zu erkennenden viersilbigen Zahlwörtern nahe der Hörschwelle (z. B. zweiunddreißig, vierundsechzig) der Erkennung sehr ähnlicher einsilbiger Wörter (Maus, Haus, Laus usw.) in umgangssprachlicher Lautstärke eine besondere Bedeutung zu. Ergänzt werden können solche Tests durch Sprachverständlichkeitstest im Störgeräusch. Ein Hörgesunder ist dabei in der Lage, Sprache auch dann bei Störgeräuschen zu erkennen, wenn das Störgeräusch mehrere Dezibel lauter ist als die Sprache, die verstanden werden soll. Das gesunde Gehör kann also solche Störgeräusche bis zu einem gewissen Maß ausblenden. Gerade diese geschilderten Sprachverständlichkeitstests werden bei der oben geschilderten zentralen Presbyakusis zunehmend schlechter. Da, wie eingangs ausgeführt, Hörstörungen ab dem 50. Lebensjahr an Häufigkeit zunehmen und zunächst oft die hohen Frequenzen betreffen und deshalb wenig auffallen, sollte ab diesem Alter einmalig eine Hördiagnostik erfolgen. Zeigt sich dabei eine Normalhörigkeit, so reicht eine Überprüfung in Abständen von drei bis fünf Jahren aus. Finden sich dabei jedoch Frühzeichen einer Innenohrschwerhörigkeit oder

eine Beeinträchtigung der zentralen Verarbeitung, so sollte jährlich das Gehör überprüft werden, um rechtzeitig die Notwendigkeit einer Hörgeräteversorgung beurteilen zu können. Ab dem Alter von 70 Jahren sollten jährlich Hörtests durchgeführt werden.

Welche Therapiemöglichkeiten gibt es?
In wieweit die Beeinträchtigung der zentralen Hörbahn durch eine Versorgung der Innenohrschwerhörigkeit, beispielsweise durch Hörgeräte, aufgehalten oder gar zurückgebildet werden kann, wird derzeit intensiv untersucht. Man ist aber heute dazu übergegangen, bei Hörstörungen, die sowohl das Innenohr als auch die zentrale Hörbahn betreffen, unabhängig von (oder gerade bei) zusätzlich vorliegenden kognitiven Defiziten frühzeitig eine Hörgeräteversorgung einzuleiten.

Die Anpassung von Hörgeräten im fortgeschrittenen Alter ist aufwendig und erfordert vom Patienten viel Motivation. Dies muss besonders beachtet werden, da die Akzeptanz einer Hörgeräteversorgung immer noch deutlich schlechter ist als beispielsweise die einer Sehhilfe. Es wurde aber durch zahlreiche Studien nachgewiesen, dass gut trainierte, erfahrene Hörgeräteträger signifikant von den Hörgeräten profitieren. Auch wurde dabei gezeigt, dass ein Hörverlust fast immer parallel mit einer Abnahme der kognitiven Leistung einhergeht, die sich durchaus durch regelmäßigen Gebrauch von Hörgeräten auch wieder bessern kann.

Grundsätzlich sollte zunächst versucht werden, durch eine adäquate Hörgeräteversorgung eine bestmögliche Sprachverständlichkeit bei normaler umgangssprachlicher Lautstärke von 65 dB zu erreichen. Ist diese aufgrund einer sehr schlechten Innenohrleistung nicht mehr ausreichend möglich, stehen heute eine Vielzahl weiterer Verfahren zur Verfügung. Neben verschiedenen Formen von verstärkenden Hörimplantaten steht mit dem Cochlea-Implantat seit vielen Jahren ein elektronischer Ersatz des Innenohrs zur Verfügung, mit dem heute nach einem entsprechenden Hörtraining oft ein Sprachverstehen von 80 % erzielt werden kann (Abb. 3.5). So sollte auch bei älteren Menschen, die mit einer Hörgeräteversorgung keine ausreichende Verbesserung des Hörverstehens mehr erreichen können, an die Möglichkeit einer Versorgung mit einem Cochlea-Implantat gedacht werden. Zahlreiche Studien in den letzten Jahren zeigten, dass insbesondere bei Vorliegen weiterer Beeinträchtigungen, wie beispielsweise einem chronischen Ohrgeräusch (Tinnitus) oder einem mit der Hörminderung einhergehenden Abnehmen der kognitiven Leistung, durch die Versorgung mit einem Cochlea-Implantat sehr aussichtsreich therapiert werden kann.

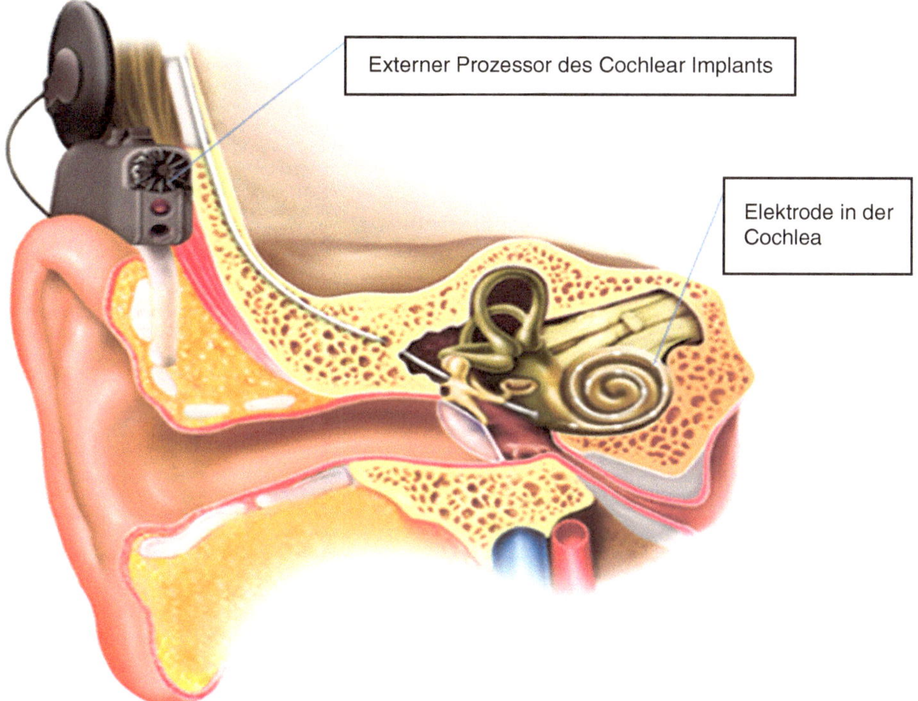

Abb. 3.5 Das Cochlea-Implantat

Schwerhörigkeit und Demenz

Der Zusammenhang von Innenohrhörstörungen und Bedeutung der zentralen Hörbahn hat dazu geführt, dass in letzter Zeit intensiv der Zusammenhang zwischen einer Schwerhörigkeit und der Entwicklung einer Demenz untersucht wird. Dabei wurde nachgewiesen, dass Hören, kognitive Leistung und ein aktives kommunikatives soziales Leben sich gegenseitig beeinflussen und verstärken. Dasselbe gilt im negativen Sinn für das Zusammentreffen einer Hörminderung verbunden mit dem Rückzug aus dem sozialen Leben, der Kommunikation und der Abnahme einer kognitiven Leistung bis hin zur Demenz. Zusätzlich verstärkt wird dies durch die häufige Entwicklung von Angst und Depressionen. Darüber hinaus wurde sogar ein Zusammenhang von Hörstörungen bei älteren Menschen und der körperlichen Stabilität nachgewiesen. So zeigte sich, dass ältere Menschen mit einem größeren Hörverlust eine schlechtere körperliche Fitness aufwiesen, häufiger Unfälle hatten und eher pflegebedürftig wurden. All diese Studienergebnisse sind ein eindeutiger Hinweis darauf, dass dieser Kreislauf durch eine frühzeitige Versorgung der Schwerhörigkeit durchbrochen werden sollte.

Fazit

- Das Hören, das damit verbundene Sprachverstehen und die Möglichkeit zur Kommunikation sind Grundvoraussetzung für ein aktives soziales Leben, die es so gut wie möglich zu erhalten bzw. wiederherzustellen gilt. Sie sind Grundvoraussetzung, um ein Abnehmen der kognitiven Leistung im Alter bis zur Demenz möglichst zu verhindern und anderen Folgekrankheiten, die die Lebensqualität erheblich beeinträchtigen, wie Angst und Depressionsstörungen, vorzubeugen.
- Für die Therapie der Hörstörung im Alter stehen heute eine Vielzahl verschiedener technischer Verfahren zur Verfügung. Neben immer besseren technischen Hilfsmitteln wie Hörgeräten und Hörimplantaten sind auch Verfahren wie Hör- und Musiktherapien stetig weiterentwickelt worden, um die Behandlung von Hörstörungen im Alter zu ergänzen.
- Da Hörstörungen ab dem 50. Lebensjahr an Häufigkeit zunehmen, ohne dass die Betroffenen es bemerken, sollte ab einem Alter von 50 Jahren eine Hördiagnostik erfolgen.
- Bei einer Normalhörigkeit ist eine Überprüfung in Abständen von drei bis fünf Jahren empfehlenswert.
- Bei Frühzeichen einer Innenohrschwerhörigkeit oder einer Beeinträchtigung der zentralen Verarbeitung sowie ab dem 70. Lebensjahr sollte jährlich das Gehör überprüft werden, um rechtzeitig die Notwendigkeit einer Hörgeräteversorgung zu beurteilen.

Literatur

Albertsen PC (2015) Observational studies and the natural history of screen-detected prostate cancer. Curr Opin Urol 25:232–237

Armstrong BK, Kricker A (2001) The epidemiology of UV induced skin cancer. J Photochem Photobiol B 63(1-3):8–18

Bericht zum Krebsgeschehen in Deutschland 2016 des Robert Koch Institut, S 36:www.krebsdaten.de/Krebs/DE/Content/Publikationen/Krebsgeschehen/Krebsgeschehen_download.pdf

Broeders M, Moss S, Nyström L et al (2012) The impact of mammography screening on breast cancer mortality in Europe :a review of observational studies. J Med Screen 19(Suppl1):14–25

Canadian Task Force on Preventive Health Care (2011) Recommendations on screeing for breast cancer in average –risk women aged 40–74 years. CMAJ 183:1991–2001

Carter HB (2018) Prostate –specific antigen (PSA) screening for prostate cancer Revisting the evidence. JAMA 319:1866–1867

Clark GM et al (2000) Prognostic and predictive factors. In: Harris JR, Lippmann ME, Morrow M, Osborne CK (Hrsg) Diseases of the breast, 2. Aufl. Lippincott Raven Publishers, Philadelphia, S 489–514

Duffy S, Ming-Fang Yen A, Hsiu-His Chen T et al (2012) Long-term benefist of breast screening. Breast Cancer Manag 1:31–38

Empfehlungen Gynäkologische Onkologie Kommission Mamma 2018, Aktualisierung 30.04.2018   http://www.ago-online.de/de/infothek-fuer-aerzte/leitlinienempfehlungen/mamma/

Fenton JJ, Weyrich MS, Durbin S et al (2018) Prostate-specific Antigen-based screening for prostate cancer: evidence report and systemic review for the US Preventive Services Task Force. JAMA 319:1914–1931

Iannacone MR, Sinnya S, Pandeya N, Isbel N, Campbell S, Fawcett J et al (2016) Prevalence of Skin Cancer and Related Skin Tumors in High-Risk Kidney and Liver Transplant Recipients in Queensland, Australia. J Invest Dermatol 136(7):1382–1386

Ilic D, Neuberger MM, Djulbegovic M, Dahm P (2013) Screening for prostate cancer. Cochrane Database Syst Rev (1):CD00472

Independent UK Panel on Breast Cancer Screening: an independent review. (2012). Lancet 380:1778–1786

Krebs in Deutschland für die Jahre (2013)/2014. 11 Ausgabe Robert Koch-Institut und die Gesellschaft der epidemiologischen Krebsregister in Deutschland eV Berlin, 2017

Lakhani NA, Saraiya M, Thompson TD, King SC, Guy GP Jr (2014) Total body skin examination for skin cancer screening among U.S. adults from 2000 to 2010. Prev Med 61:75–80

Lee JH, Kim YH, Han KD, Park YM, Lee JY, Park YG et al Incidence of actinic keratosis and risk of skin cancer in subjects with actinic keratosis: a population-based cohort study. Acta Derm Venereol 2017

Leiter U, Keim U, Eigentler T, Katalinic A, Holleczek B, Martus P et al (2017) Incidence, mortality, and trends of nonmelanoma skin cancer in Germany. J Invest Dermatol 137(9):1860–1867

Lin JS, Eder M, Weinmann S, Zuber SP, Beil TL, Plaut D et al (2011) U.S. Preventive Services Task Force Evidence Syntheses, formerly Systematic evidence reviews. Behavioral counseling to prevent skin cancer: systematic evidence review to update the 2003 US Preventive Services Task Force Recommendation. Agency for Healthcare Research and Quality (US), Rockville

Loeb S, Bjurlin MA, Nicholson J et al (2014) Overdiagnosis and overtreatment of prostate cancer. Eur Urol:1046–1055

Lomas A, Leonardi-Bee J, Bath-Hextall F (2012) A systematic review of worldwide incidence of nonmelanoma skin cancer. Br J Dermatol 166(5):1069–1080

Marks R (1995) The epidemiology of non-melanoma skin cancer: who, why and what can we do about it. J Dermatol 22(11):853–857

Mottet N, Bellmunt J, Bolla M et al (2017) EAU-ESTR.SIOG Guidelines on prostate cancer: Part I: screening, diagnosis, and local treatment with curative intent. Eur Urol 71:618–629

Patientenleitlinie „Früherkennung von Prostatakrebs“, AWMF

Robert Koch Institut (RKI) (2017) Gesellschaft der epidemiologischen Krebsregister in Deutschland (GEKID). Krebs in Deutschland für 2013/2014, 11. Aufl. RKI, Berlin

S3-Leitlinie Diagnostik, Therapie und Nachsorge des Mammakarzinoms (Version 4.1, 2018.): www.leitlinienprogramm-Onkologie.de/leitlinien/mammakarzinom/

Schröder FH, Hugosson J, Carlsson S et al (2012) Screening for prostate cancer decreases risk of developing metastastic disease: findings from the European Randomized Study of Screening for Prostata Cancer (ERSPC). Eur Urol 62:745–752

Society TAC (2016). https://www.cancer.org/cancer/melanoma-skin-cancer/causes-risks-prevention/risk-factors.html

Tsodikov A, Gulate R, Heeijendsdijk E et al (2017) Reconciling the effects if screening on prostate cancer mortality in the ERSPE and PLCO Trials. Ann Intern Med 167:449–455

US Preventive Services Task Force, Grossman DC et al (2018) Screening for prostate cancer: US Preventive Services Task Force Recommendation Statement. JAMA 319:1901–1913

Vickers AJ (2017) Prostate cancer screening: time to question how to optimize the ratio of benefits and harms. Ann Inn Med. https://doi.org/10.7326/M17-2012

Vickers AJ, Cronin AM, Bjork T et al (2010) Prostate specific antigen concentration at age 60 and death or metastasis from prostate cancer: case-control study. BMJ 341:c4521

Wilt TJ, Brawer MK, Jones KM et al (2012) Radical prostatectomy versus observation for localized prostate cancer. N Engl J Med 3367:203–213

Wilt TJ, Jones KM, Barry MS et al (2017) Follow-up of prostatectomy versus observation for early prostate cancer. N Engl J Med 377:132–142

Yaffee MJ, Mainprice JG (2001) Risk of radiation-induced breats cancer from mammographic screening. Radiology 258(1):98–105

Weiterführende Literatur

Interdisziplinäre Leitlinie der Qualität S3 zur Früherkennung, Diagnose und Therapie der verschiedenen Stadien des Prostatakarzinoms vom 01.04.18; AWMF

4

Vorgehen bei Multimorbidität

Roland Hardt

Wir werden zwar immer gesünder älter, jedoch beginnt im achten Lebensjahrzehnt das Alter seine Durchschlagskraft als Risikofaktor zu entfalten. Jenseits des 80. Lebensjahres gelten Menschen nach der Definition der Europäischen Geriater aus dem Jahr 2008 als so vulnerabel, dass sie in die Kompetenz der Altersmedizin (Geriatrie) fallen (Cruz-Jentoft et al. 2009). Häufig leiden die Menschen bereits an mehreren Erkrankungen gleichzeitig oder haben eine Kaskade risikobehafteter Erkrankungen mit den entsprechenden Folgeerkrankungen bereits durchlaufen. Dies wäre z. B. die Arteriosklerose (Verengung und Steifigkeit der Arterien) mit Bluthochdruck und erhöhten Blutfetten, die bereits zu einer manifesten Herzkranzgefäßerkrankung mit oder ohne stattgefundenem Herzinfarkt oder einer arteriellen Verschlusskrankheit geführt haben. Ähnliches gilt für den Diabetes mellitus mit seinen Folgeerkrankungen wie beispielsweise Makro-und Mikroangiopathien, Retinopathien (Augenschäden) mit Sehverschlechterung, Neuropathien (Nervenschäden) mit Sensibilitätsstörungen oder neuropathischen Schmerzsyndromen. Nicht selten leiden Patienten auch an einer Kombination der genannten Krankheiten verbunden mit degenerativen Erkrankungen des Bewegungsapparats und begleitenden chronischen Schmerzsyndromen sowie Einschränkungen der Mobilität.

R. Hardt (✉)
Universitätsmedizin der Johannes Gutenberg-Universität Mainz,
Mainz, Deutschland
e-mail: roland.hardt@unimedizin-mainz.de

© Springer-Verlag GmbH Deutschland, ein Teil von Springer Nature 2019
R. Hardt et al. (Hrsg.), *Prävention im Alter – Gesund und fit älter werden*,
https://doi.org/10.1007/978-3-662-56788-3_4

In diesen Situationen stellt sich die Frage, ob für alte multimorbide Patienten Prävention überhaupt noch ein Thema sein kann oder ob nicht ausschließlich kurative oder gar palliative Therapieoptionen im Vordergrund stehen. Zunehmend treten auch subjektive Gesichtspunkte in den Vordergrund. Einem Menschen, der z. B. sein 85. Lebensjahr erreicht hat und auf diesem Weg vielleicht fünf oder sechs behandlungsbedürftige Erkrankungen erlitten hat, steht das Recht zu, seinen Lebensstil selbst zu bestimmen. Alle vordergründig guten Ratschläge sollten daher nur mit äußerster Zurückhaltung vorgebracht werden. Wenn alte Menschen im Hinblick auf ihre Lebensqualität von bestimmten Genuß- oder Ernährungsgewohnheiten nicht ablassen mögen, ist dies auch um den Preis einer verkürzten Lebensspanne ihr Recht. Information über bestimmte Risiken (z. B. Rauchen) ist legitim, keinesfalls aber mit erhobenem Zeigefinger und penetranter Wiederholung.

Gleiches gilt für die Behandlungsoptionen, bei denen z. B. das Ziel der Symptomlimitierung gegen das Ziel der Prognoseverbesserung im Einzelfall sehr genau abgewogen werden muss. Ein alter Mensch, der beispielsweise an einem Morbus Parkinson und an einer Polyarthrose leidet, möchte vielleicht in erster Linie soweit wie möglich beweglich bleiben, um seinen Alltag selbst bewältigen zu können und auch seinen Schmerz soweit unter Kontrolle zu haben, dass er ihn nicht daran hindert. Blutdruck und Cholesterinspiegel sind für viele Menschen in dieser Situation wahrscheinlich nur von nachgeordnetem Interesse. Im Vordergrund stehen die Kategorien Lebensqualität und persönliche Autonomie. Andererseits wissen wir aber auch von alten Menschen, dass Lebenszeit nicht a priori von untergeordnetem Interesse ist.

Alter, Multimorbidität und Prävention schließen sich grundsätzlich auch nicht gegenseitig aus. Es bedarf aufseiten des Arztes, aber auch aufseiten der Patienten einiger Anstrengung, um sich zunächst einmal über die Ziele einer möglichen Therapie im Klaren zu sein. Sodann ist es notwendig, eine Hierarchisierung der verschiedenen Therapieziele vorzunehmen, wobei dem Arzt die Aufgabe obliegt, bezüglich der Chancen und Risiken fundiert zu beraten. Hieraus sollte ein Konzept resultieren, das die verschiedenen Wünsche und Bedürfnisse respektvoll würdigt. Je älter der Patient und umso komplexer die Probleme durch die vorliegende Multimorbidität, desto individueller ist die Therapieentscheidung zu treffen. Es sollte aber auch klar sein, dass jedes Konzept nur eine Momentaufnahme darstellt und sich die Zielsetzung, bedingt durch dynamische Krankheitsverläufe oder geänderte Lebenssituation, rasch ändern kann und entsprechender Korrekturen bedarf. So kann ein

Behandlungsplan, der heute noch eher kurativ-präventiv ausgerichtet ist, sich schon morgen in einen palliativen Ansatz verwandeln, wenn sich die Situation geändert hat. Eine funktionierende Arzt-Patient-Beziehung zeichnet sich auch dadurch aus, dass dies entsprechend kommuniziert und in konsequentes Handeln umgesetzt wird.

Literatur

Cruz-Jentoft AJ, Franco A, Sommer P, Baeyens JP, Jankowska E, Maggi A et al (2009) Silver paper: the future of health promotion and preventive actions, basic research and clinical aspects of age-related disease. Aging Clin Exp Res 21(6):376–385

5

Ernährung – Erkennung und Vermeidung von Mangelernährung

Hans Konrad Biesalski

Inhaltsverzeichnis

Wenn es um die Ernährung des alten Menschen geht, so gibt es die unterschiedlichsten Konzepte, die in den verschiedenen Foren des Internets und durch die unterschiedlichsten Experten angeboten werden. Diese reichen von Ernährungsmodellen oder Ergänzungen von Nährstoffen (Supplemente), die den Alterungsprozess verlangsamen sollen, bis zu solchen, die das Gedächtnis verbessern oder allen Arten von Krankheiten vorbeugen sollen. Wirklich wissenschaftlich belegt ist keine dieser Empfehlungen.

Deshalb soll es im folgenden Kapitel um die Frage gehen, ob der alte Mensch ein Risiko für Mangelernährung hat und wie dieses vermieden, erkannt und behandelt werden kann.

Die Ernährung im Alter unterscheidet sich in ihrem Anspruch eine gesunde Ernährung zu sein, nicht von der in anderen Lebenssituationen, wenn man der Definition folgt: Gesunde Ernährung ist eine Ernährung, die nicht krank

H. K. Biesalski (✉)
Ernährungswissenschaften, Universität Hohenheim, Hohenheim, Deutschland
e-mail: hans-k.biesalski@uni-hohenheim.de

© Springer-Verlag GmbH Deutschland, ein Teil von Springer Nature 2019
R. Hardt et al. (Hrsg.), *Prävention im Alter – Gesund und fit älter werden*,
https://doi.org/10.1007/978-3-662-56788-3_5

macht, also eine Ernährung, die die notwendigen Makro- und Mikronährstoffe in ausreichender Menge zuführt. Makronährstoffe sind die Energielieferanten Kohlenhydrate, Eiweiß und Fett; Mikronährstoffe sind Vitamine, Mineralien (Magnesium, Kalium, Kalzium, Phosphor) und Spurenelemente (u. a. Jod, Eisen, Selen, Zink).

5.1 Häufigkeit und Bedeutung der Mangelernährung

Mangelernährung im Alter ist weit verbreitet und wird oft übersehen. Sie ist gekennzeichnet durch eine zu niedrige Energiezufuhr, die unter dem Bedarf liegt (quantitativ) oder eine unzureichende Zufuhr eines oder mehrerer Mikronährstoffe (qualitativ). Eine zu niedrige Energiezufuhr, also zu wenig Makronährstoffe, zeigt sich an einem sinkenden oder zu niedrigen Körpergewicht (Body-Mass-Index BMI < 21). Der Mangel an Mikronährstoffen wird erst dann festgestellt, wenn das Defizit zu klinischen Auffälligkeiten oder Beschwerden führt, wie z. B. Skorbut bei Vitamin-C-Mangel oder Osteomalazie (Knochenerweichung) bei Vitamin-D-Mangel. In den meisten Fällen wird eine laborchemische Untersuchung erst im fortgeschrittenen Stadium, also im klinischen Defizit, aussagekräftige Werte liefern. Vor dem Auftreten typischer, klinischer Befunde spricht man vom *verborgenen Hunger*, der durchaus Krankheitswert haben kann. So kann beispielsweise eine unzureichende Versorgung mit den Vitaminen A und D sowie den Spurenelementen Zink und Eisen das Immunsystem schwächen, während bei anderen Vitaminen wie Thiamin, B2 und B6, B12 und Folsäure ein Bezug zu kognitiven und psychischen Veränderungen beschrieben wird (Depressionen, Stimmungsschwankungen, Demenz, Gebrechlichkeit; Goyal et al. 2018; Montgomery et al. 2014).

Eine zunehmende Herausforderung ist auch die Gewährleistung einer ausreichenden Eiweißversorgung, auf die später noch eingegangen wird. Ein Eiweißmangel führt zum Abbau von Muskelmasse sowie Muskelkraft und -leistung (Sarkopenie) und damit einhergehenden funktionellen Einschränkungen mit einer Häufung von Stürzen und Verletzungen. Eine Sarkopenie (s. auch Abschn. 2.4.2) hat darüber hinaus einen ganz wesentlichen Einfluss auf den Verlauf und die Behandlung verschiedener Erkrankungen, wie Fettstoffwechselstörungen, Diabetes, koronare Herzerkrankung und Bluthochdruck. Hinzu kommt, dass sarkopene Patienten oft antriebsschwach und wenig leistungsfähig sind, was wiederum Einfluss auf ihre Nahrungsaufnahme hat. Sarkopenie muss nicht mit Untergewicht einhergehen, vielmehr finden sich zunehmend Berichte über die sarkopene Obesitas (Fettleibigkeit). Diese wird leicht übersehen, wenn nur auf das Körpergewicht geachtet wird. Sarkopene Obesitas ist mit einem gesteigerten Sterblichkeitsrisiko verbunden (Tian und Xu 2016).

Mit dem Alter verbundene Veränderungen des Lebensstils können in vielfacher Weise den Ernährungsstatus beeinflussen. Ältere Menschen stellen eine besonders gefährdete Risikogruppe für eine Mangelversorgung mit Mikronährstoffen dar. Nachlassende Geruchs- und Geschmacksempfindlichkeit, Zahnverlust, die Einnahme von verschiedensten Medikamenten und nicht zuletzt depressive Verstimmungen können zu einer Verringerung der Nahrungsaufnahme bis hin zur Altersanorexie führen. Hierbei kommt es zu einer nachhaltigen Beeinträchtigung der Nahrungsaufnahme durch vorzeitige Sättigung aufgrund einer Störung der Sättigungsregulierung (Volkert DE Ernährung im Alter In Biesalski et al Eds. Ernährungsmedizin 5. Auflage 2018).

Hinzu kommt die zunehmende Altersarmut, die die Möglichkeiten für die Betroffenen einschränkt, eine gesunde Ernährung dauerhaft sicherzustellen. Lebensmittel (Obst, Gemüse, Fleisch, Fisch) mit guter Mikronährstoffdichte sind in den meisten Fällen teurer als solche, die preisgünstig angeboten werden, wie Nudeln, Reis, Kartoffeln, fettes Fleisch und Wurst, die zwar sättigen, dafür aber arm an Vitaminen und Mineralen sind. (Darmon und Drewnowski 2008) Armut im Alter spielt eine bedeutende Rolle. Das Statistische Bundesamt (2016) schätzt, dass 14 % der Männer und 18,4 % der Frauen von Altersarmut betroffen sind.

Des Weiteren ist die empfohlene Kalorienzufuhr bei über 50-Jährigen auf der Basis des geringeren Energieumsatzes niedriger. Werden für 25- bis 50-Jährige noch 2400 kcal (Männer) bzw. 2000 kcal (Frauen) empfohlen, sinkt der tägliche Bedarf bei 51- bis 65-Jährigen um 200 kcal und beträgt bei über 65-Jährigen lediglich 1900 kcal (Männer) und 1700 kcal (Frauen). Der eingeschränkten Kalorienzufuhr muss also mit einem höheren Mikronährstoffgehalt der Nahrung begegnet werden, um den empfohlenen Vitamin- und Mineralstoffgehalt zu erreichen.

Dieser Aspekt wurde in der SENECA-Studie untersucht (Groot et al. 1999) und es zeigte sich, dass mit abnehmender Menge an zugeführter Nahrungsenergie die Mikronährstoffe (Eisen, Thiamin, Vitamin B2 und B6) deutlich abnehmen. Bei Unterschreitung eines Grenzwerts von 1500 kcal pro Tag finden sich bei 24 % der Männer und 47 % der Frauen Defizite bei den Mikronährstoffen (weniger als zwei Drittel der Referenzwerte; Referenzwerte geben die empfohlene Menge an Energie und Mikronährstoffen an). Oberhalb des Grenzwerts von 1500 kcal pro Tag finden sich immer noch 19 % Männer und 26 % Frauen mit inadäquater Versorgung der in der Studie geprüften Mikronährstoffe.

Eine unzureichende Zufuhr an Mikronährstoffen hat in erster Linie Einfluss auf die Lebensqualität. Eine in Norwegen mit 1632 Männern und 1654 Frauen im Alter zwischen 65 und 87 Jahren durchgeführte Studie bestätigt dies (Kvamme et al. 2011). Mangelernährung war verbunden mit eingeschränkter Beweglichkeit, stark verringerter Möglichkeit sich selbst zu versorgen sowie Einschränkung der Alltagsaktivitäten.

5.1.1 Vitamin- und Mineralstoffmangel im Alter

Aus den Daten einer Studie, die die Versorgung in zehn europäischen Ländern geprüft hat, lässt sich der Anteil (in Prozent) der über 64-Jährigen entnehmen, die den geschätzten Tagesbedarf (Estimated Average Requirement, EAR) **nicht** erreicht. In Tab. 5.1 sind nur die Daten für Deutschland angegeben (Vinas 2011). Der EAR ist ein beim gesunden Erwachsenen geschätzter Bedarf, bei dem 50 % der Erwachsenen ausreichend versorgt sein sollten. Die Empfehlung für den Tagesbedarf liegt deutlich höher und soll so die Versorgung von 97,5 % der gesunden Erwachsenen sichern. Wird die EAR nicht erreicht, so steigt das Risiko für einen Mangel.

Eine weitere im Jahr 2017 veröffentlichte Untersuchung an deutschen Senioren bestätigt das Vorliegen von Mikronährstoffmangel, der durch Laborbe-

Tab. 5.1 Prozentualer Anteil der über 64-jährigen deutschen Teilnehmer einer in 10 Ländern durchgeführten europäischen Studie, die den geschätzten Tagesbedarf (EAR) der Mikronährstoffe nicht erreicht haben

	Vitamin C		Vitamin D		Folsäure		Vitamin B12	
	EAR: m: 60 mg/Tag, w: 50 mg/Tag		EAR: m, w: 10 µg/Tag		EAR: m, w: 200 µg/Tag		EAR: m, w: 1,4 µg/Tag	
Deutschland	m	w	m	w	m	w	m	w
Anteil der deutschen Studienteilnehmer, die den EAR nicht erreichten (%)	12	11	91	99	21	21	4	7
	Kalzium		Zink		Selen		Jod	
	EAR: m, w: 800 mg/Tag		EAR: m: 6,4 mg/Tag, w: 5.7 mg/Tag		EAR: m: 35 µg/Tag, w: 30 µg/Tag		EAR: m, w: 100 µg/Tag	
	m	w	m	w	m	w	m	w
Anteil der deutschen Studienteilnehmer, die den EAR nicht erreichten (%)	53	60	8	13	20	32	43	53

EAR geschätzter Tagesbedarf; *m* Männer; *w* Frauen

funde nachgewiesen wurde, aber noch nicht zu klinischen Symptomen führte (Conzade et al. 2017). Bei der Untersuchung von 1079 Senioren im Alter zwischen 65 und 93 Jahren zeigten sich nachweisbare Defizite bei Vitamin D, Folsäure, Vitamin B12 und Eisen. Andere Mikronährstoffe wurden nicht untersucht. Es sollte allerdings berücksichtigt werden, dass nachgewiesene Defizite an Mikronährstoffen immer einen Hinweis auf eine unausgewogene Ernährung darstellen. Eine Ernährungsanamnese kann hier Klarheit bringen.

Eine Metaanalyse (Ter Borg et al. 2015) (aus 966 Studien wurden 37 ausgewählt) zeigt die Problematik der unzureichenden Mikronährstoffversorgung bei der älteren Bevölkerung (>65 Jahre). Hierbei wurde die Unterschreitung nicht auf die Referenzwerte, sondern auf den geschätzten Bedarf (EAR) bezogen, d. h. eine Unterschreitung des geschätzten Bedarfs erhöht das Risiko für nachteilige gesundheitliche Auswirkungen (Tab. 5.2 und 5.3).

Tab. 5.2 Prozentualer Anteil der Studienteilnehmer in 37 Studien, bei denen eine Unterschreitung des geschätzten Tagesbedarfs (*EAR*) für Vitamine festgestellt wurde

	EAR Vitamine									
	A (RE) (µg)	B1 (mg)	B2 (mg)	B3 (mg)	B6 (mg)	B12 (µg)	Folat (µg)	C (mg)	D (µg)	E (mg)
EAR Männer	600	1,2	1,4	15	1,3	1,4	200	60	10	6
EAR Frauen	500	0,9	1,1	12	1	1,4	200	50	10	5
Anteil Männer mit Unterschreitung des EAR (%)	29	50	41	15	31	16	29	29	84	26
Anteil Frauen mit Unterschreitung des EAR (%)	26	39	31	13	24	19	35	23	91	21

Tab. 5.3 Prozentualer Anteil der Studienteilnehmer in 37 Studien, bei denen eine Unterschreitung des geschätzten Tagesbedarfs (*EAR*) für Minerale und Spurenelemente festgestellt wurde

	EAR Minerale und Spurenelemente						
	Kalzium (mg)	Jod (µg)	Eisen (mg)	Magnesium (mg)	Selen (µg)	Zink (mg)	Kupfer (mg)
EAR Männer	1000	100	14	350	35	6	0,7
EAR Frauen	1000	100	11	265	30	5	0,7
Anteil Männer mit Unterschreitung des EAR (%)	65	20	11	73	30	12	14
Anteil Frauen mit Unterschreitung des EAR (%)	73	26	12	41	30	12	18

Defizite von einem oder mehreren Mikronährstoffen bei alten Menschen haben – wie oben schon erwähnt – ihre wesentliche Ursache in der abnehmenden Menge verzehrter Nahrung bei gleichzeitig unverändertem Bedarf an Mikronährstoffen. Wird die Ernährung nicht kontrolliert, was besonders für Alleinstehende, aber auch alte Menschen in Pflegeheimen zutrifft, so können sich über die Zeit Defizite entwickeln, die Auswirkungen auf die Gesundheit haben. Auch ohne sichtbare klinische Zeichen eines Defizits ist eine erniedrigte Zufuhr von Mikronährstoffen unterhalb des Bedarfs nicht gesund.

5.2   Ursachen der Mangelernährung

Selten ist eine Mangelernährung im Alter auf eine Ursache zurückzuführen, da die verschiedenen Störungen eng miteinander verbunden sind. Die Behandlung muss deshalb multimodal, also auf mehrere Störungen ausgerichtet sein.

Die Abb. 5.1 stellt die vielen Faktoren und komplexen Zusammenhänge der Mangelernährung grafisch dar.

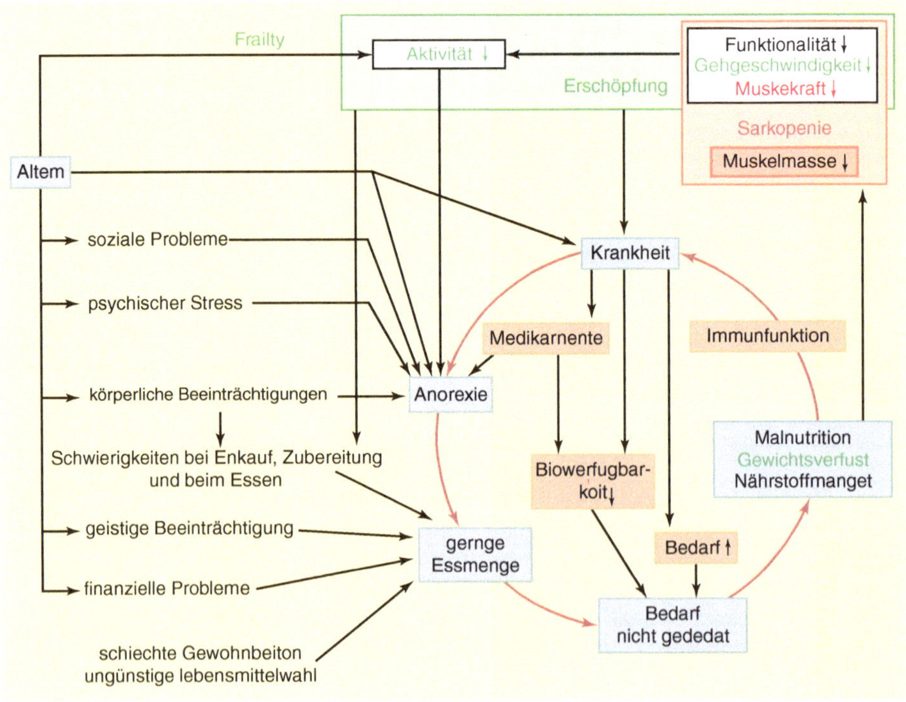

Abb. 5.1 Faktoren und Zusammenhänge der Mangelernährung (aus Ernährungsmedizin 5. Auflage 2017, Thieme Verlag, mit Genehmigung des Verlags)

Störungen des Appetits

Ein gestörter Appetit tritt im Alter häufiger auf als in jungen Jahren und kann verschiedene Ursachen haben. Besonders bei Alleinstehenden tragen Einsamkeit und auch die fehlende Lust an den in Gesellschaft als belebend empfundenen Mahlzeiten dazu bei, dass die Anregung zum Essen verloren geht. Weiterhin tragen Veränderungen in der Geschmacksempfindung und im Geruchsinn zu einem Verlust an Appetit bei. Manchmal genügt schon eine Prise Geschmacksverstärker, um den Appetit anzuregen.

Krankheiten

Erkrankungen oder auch Immobilität können dazu beitragen, dass die Nahrungsaufnahme entweder verweigert oder aber als belastend empfunden wird. Auch Schmerzen und Depressionen reduzieren die Nahrungsaufnahme.

Kau- und Schluckbeschwerden

Schwierigkeiten beim Kauen und Schlucken können unterschiedliche Ursachen haben. Nachlassender Schluckreflex, Minderung der Speichelproduktion, Schwächung der Kaumuskulatur oder fehlende bzw. schlechtsitzende Zähne können dazu führen, dass besonders feste Nahrung wie Obst oder Fleisch nicht mehr akzeptiert werden. Hilfreich in dieser Situation können sowohl spezielle Menüs sein, die in der Textur den unterschiedlichen Formen von Schluckbeschwerden angepasst sind, als auch eine gezielte Therapie durch Fachleute, meist Logopäden.

Veränderte Ernährungsgewohnheiten

Veränderungen der Ernährungsgewohnheiten sind das Ergebnis der Lebenssituation als auch der veränderten Physiologie und Psychologie des alten Menschen. Dazu tragen die unterschiedlichsten Rahmenbedingungen bei, wie die Mobilität, die verfügbaren Mittel, die veränderten Geschmackspräferenzen (oft mehr Süßes) und auch die psychische Verfassung.

Mangelernährung

Ein Mangel an unterschiedlichen Vitaminen kann zu Störungen des Appetits als auch zu Nahrungsverweigerung führen. Gründe können die Veränderung der Zungen- und Mundschleimhaut (Glossitis, Cheilitis) bei einer Unterversorgung mit den Vitaminen B2, B6 und Biotin sein oder ein Mangel an Thiamin oder Zink, die zu einer Störung des Appetits über neuroendokrine Mechanismen führen.

5.3   Methoden für die Erkennung der Mangelernährung

Die Entwicklung der Mangelernährung im Alter ist schleichend und kann leicht übersehen werden. Dies gilt besonders dann, wenn kein ausgeprägter Gewichtsverlust vorliegt und auch keine Gewichtsveränderung. Dennoch kann sich eine ausgeprägte Mangelernährung entwickeln.

Body-Mass-Index
Der Body-Mass-Index (BMI), der mit der höchsten Lebenserwartung assoziiert ist, liegt laut Bundeszentrale für gesundheitliche Aufklärung (BZgA) beim alten Menschen, anders als beim Jungen, über 25 – für Männer über 64 Jahre zwischen 24 und 29, bei Frauen über 64 Jahre zwischen 24 und 28. Für den alten Menschen bedeutet dies, dass er durchaus etwas mehr Gewicht haben kann. Allerdings darf hierbei nicht vergessen werden, dass der alte Mensch messbar kleiner wird und damit sein BMI auch ohne Gewichtszunahme ansteigt. Der BMI ist zur Erfassung einer Mangelernährung nur sehr begrenzt geeignet und nur bei weitgehend gesunden Alten. Liegt eine veränderte Körperzusammensetzung vor (mehr Fett, weniger fettfreie Masse) dann ist der BMI eher irreführend.

Anthropometrie – Erfassung der Maßverhältnisse des menschlichen Körpers
Verfahren wie die Messung der Hautfaltendicke an verschiedenen Stellen müssen ebenso wie Umfangmessung (meist Oberarm) Unterschiede bezüglich Geschlecht, Alter und ethnische Herkunft berücksichtigen. Für einen erfahrenen Untersucher gibt die Anthropometrie wichtige Informationen zur Abschätzung der Mangelernährung.

Zur Erfassung einer Sarkopenie (altersassoziierter Verlust an Muskelmasse, -kraft und -leistung) eignen sich verschiedene Methoden (s. auch Abschn. 2.4.2). Neben der Bestimmung der eigentlichen Muskelmasse durch Body-Impedanzmessung, Computertomografie, Magnetresonanztomografie oder Dualenergie-Röntgen-Absorptiometrie (DXA) kann die Muskelkraft durch Analyse der Handkraft oder der Kniestreckung/Kniebeugung bestimmt werden (Tab. 5.4). Die Leistungsfähigkeit lässt sich durch Testmethoden wie sie in der sog. Short Physical Performance Battery (SPPB) zusammengestellt sind, ermitteln. Mit dieser Methode werden Gleichgewicht, Ganggeschwindigkeit, Kraft und Ausdauer der Beine gemessen.

Biochemische Marker
Eine quantitative Mangelernährung (Protein-Energy-Malnutrition, PEM), also ein Mangel an Eiweiß und Kalorien (Kohlenhydrate und Fett), führt zu

Tab. 5.4 Bestimmung der Sarkopenie

Kriterien	Verfahren		
Niedrige Muskelmasse			Appendikuläre Magermasse (kg/ Body-Mass-Index)
	Dualenergie-Röntgen-Absorptiometrie	Männer	<0,789
		Frauen	<0,512
	Skelettmuskelmasse über ioelektrische Impedanzanalyse	Männer	<8,50
		Frauen	<5,75
Langsame Gehgeschwindigkeit			Geschwindigkeit (m/s) <1,0
Schwache Handkraft			Handkraft (kg)
		Männer	<30
		Frauen	<20

Veränderungen der Serumeiweiße. Proteine, die in der Leber synthetisiert werden (Albumin, Transferrin, retinolbindendes Protein, Transthyretin) können dabei als Marker, die im Blut bestimmt werden, herangezogen werden (Sengi et al. 2006). Es ist zu beachten, dass sich diese Proteine auch aufgrund von chronischen Entzündungen und Infektionen verändern können. So steigt z. B. die Ausscheidung von retinolbindendem Protein über die Niere bei Infektionen an (Zabetian-Targhi et al. 2015). Albumin ist wegen seiner langen Halbwertszeit nur bedingt zur Diagnose einer PEM geeignet.

Bei der qualitativen Mangelernährung (Mangel an Vitaminen, Mineralien und Spurenelementen) gibt es einige wenige Laboruntersuchungen, die einen klaren Hinweis ermöglichen. Dies gilt für Vitamin B12, Folsäure, Vitamin D, Vitamin B6, Eisen und Jod. Ein guter Indikator für die Versorgung mit den Vitaminen Folsäure, B6 und B12 stellt das Homocystein dar. Hierzu besteht inzwischen Konsens, dass bei erhöhten Homocysteinwerten diese Vitamine substituiert werden sollten (Smith et al. 2018). Wegen der positiven Wirkung einer Homocysteinsenkung auf die Leistungsfähigkeit sowie auf die Entwicklung der Atherosklerose und der vaskulären Demenz, die in mehreren Studien gezeigt wurde, sollte Homocystein routinemäßig analysiert werden.

Fragebögen
Es gibt für Ärzte eine ganze Reihe von Fragebögen, die zur Erfassung der Mangelernährung entwickelt und validiert wurden. Besonders geeignet für die Gruppe der Älteren ist das **Mini Nutritional Assessment (MNA)**, das z. B. über die Homepage der Deutschen Gesellschaft für Ernährungsmedizin (DGEM) heruntergeladen werden kann. Dieser Fragebogen erfasst nicht nur unterschiedliche Indikatoren der Mangelernährung, sondern kann auch die Entwicklung einer Mangelernährung auf der Basis sozialer, gesundheitlicher und individueller Daten vorherbestimmen.

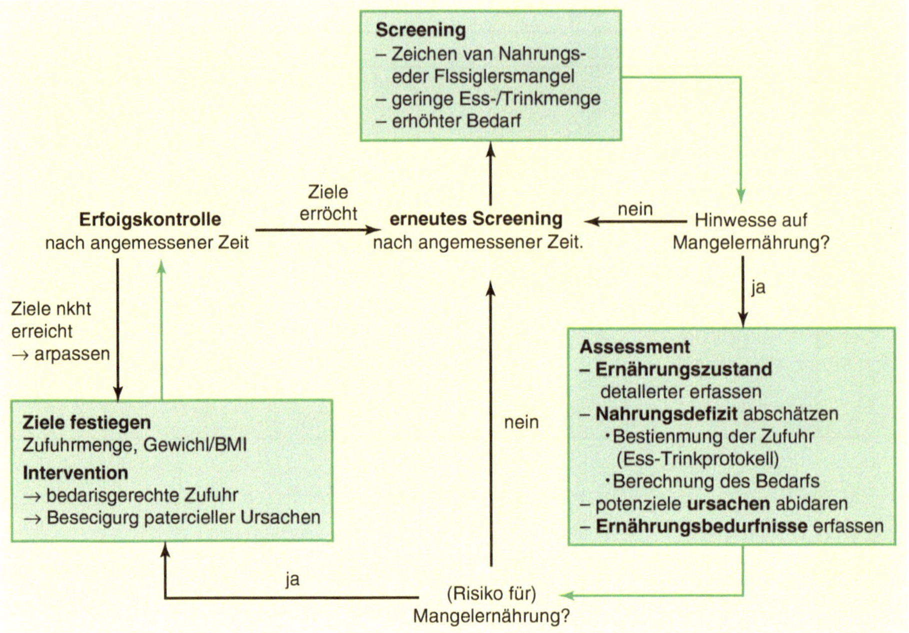

Abb. 5.2 Überblick zum Vorgehen bei Verdacht auf Mangelernährung (aus Ernährungsmedizin 5. Auflage 2017, Thieme Verlag, mit Genehmigung des Verlags)

Die Abb. 5.2 gibt einen Überblick zum Vorgehen bei Verdacht auf Mangelernährung.

5.4   Vermeidung von Mangelzuständen

Die Erfassung und Diagnose der Mangelernährung sowie die notwendigen therapeutischen Maßnahmen sollten in den Händen eines erfahrenen Arztes oder Ernährungswissenschaftlers liegen. Mangelernährung hat je nach Form und Ausprägung einen starken Einfluss auf die Gesundheit und das Wohlbefinden.

Makronährstoffe
Die Makronährstoffe Fett, Eiweiß und Kohlenhydrate sind die Energielieferanten und erlauben eine quantitative Beurteilung der Ernährung. Während bei Jüngeren noch die ausgewogene Energiezufuhr zur Sicherung einer dem Lebensstil angepassten Leistungsfähigkeit im Vordergrund steht, muss beim alten Menschen weniger auf die Energiemenge, wobei der tägliche Bedarf nicht unterschritten werden sollte, als vielmehr auf die ausreichende Proteinzufuhr geachtet werden.

Die zugeführte Menge an Energie muss den Zustand des alten Menschen berücksichtigen. Hierbei kann von folgenden Eckwerten ausgegangen werden:

- Grundumsatz (benötigte Energie pro Tag in Ruhe): 20 kcal/kg Körpergewicht pro Tag
- Gesamtenergieumsatz (Grundumsatz plus zusätzliche Energie für körperliche Aktivitäten): 25–36 kcal/kg Körpergewicht pro Tag

Die errechnete Zahl ergibt die notwendige Kalorienzufuhr pro Tag für den älteren Menschen.

Bei Untergewicht (BMI < 21) ist zu berücksichtigen, dass der Anteil an fettfreier Masse größer ist als bei Normal- oder Übergewicht. Daher sollten 32–38 kcal/kg Körpergewicht pro Tag als notwendige Gesamtenergiezufuhr angesetzt werden.

Ein besonderes Augenmerk sollte auf eine ausreichende Eiweißzufuhr gerichtet werden, da i. d. R. Eiweiß zu wenig zugeführt wird. Die für Erwachsene gültige Empfehlung von 0,8 g/kg Körpergewicht ist für alte Menschen zu gering. Nach derzeitiger Diskussion sollten es mindestens 1,0–1,3 g/kg Körpergewicht sein. Dies ist in Verbindung mit körperlicher Aktivität besonders wichtig, da nur so dem drohenden Muskelabbau vorgebeugt werden kann.

Mikronährstoffe
Grundsätzlich ist eine quantitative Mangelernährung immer auch mit einer qualitativen verbunden. Allerdings schützt auch eine ausreichende quantitative Ernährung (kcal) nicht vor Mangelernährung.

Diagnostisch hilft in den meisten Fällen eine Ernährungsanamnese, dabei ist v. a. auf die Nahrungsvielfalt und die tatsächlich verzehrte Menge der einzelnen Lebensmittel zu achten. Ebenso sollte nach Einnahme von Mikronährstoffpräparaten gefragt werden. Es gibt einige Mikronährstoffe, die selbst bei ausreichender Ernährung bei Senioren nicht ausreichend zugeführt werden. Dies betrifft die Vitamine B12 und D, die gezielt ergänzt werden können (Einzelsupplemente). Für Vitamin B12 und D ist die Datenlage hinreichend gut, sodass bei Vorliegen erniedrigter Plasmawerte bzw. erhöhter Methylmalonsäure im Urin (Zeichen für ein Vitamin-B12-Defizit) eine Supplementierung empfohlen werden kann.

Vitamin B12 Aufgrund des relativ geringen Bedarfs, der hohen Wiederverwertungsrate und den relativ großen Leberspeichern ist bei normaler Ernährung bei gesunden Erwachsenen nicht mit einem Vitamin-B12-Mangel zu rechnen. Das saure Milieu des Magens führt zur Freisetzung von

Vitamin B12 aus der Proteinbindung der Nahrung. Dies ist die wesentliche Voraussetzung für die Resorption des Vitamins im Dünndarm. Allerdings führen der häufige Gebrauch von sog. Säureblockern und Antacida, die die Magensäure neutralisieren, sowie ein im Alter zunehmender Abbau der Magenschleimhaut langfristig zu Defiziten und erklären die Häufigkeit des Vitamin-B12-Mangels bei Senioren. Die Häufigkeit liegt je nach Studie bei Senioren zwischen 10 und 45 % (Pennypacker et al. 1992). Die in Tab. 5.2 angegebene Unterschreitung des EAR zwischen 16 % und 19 % steht hierzu nicht im Widerspruch. Es zeigt sich vielmehr, dass auch bei Erreichen eines EAR (gemäß Definition: 50 % ausreichend versorgt) bereits ein Defizit vorliegen kann.

Besteht der Verdacht auf eine Unterversorgung mit Vitamin B12, kann es auch als Tablette eingenommen werden (Elia 1998), wenngleich die Resorption sehr viel geringer ist als bei intramuskulärer Verabreichung und daher höhere Dosen erfordert. Bei der oralen Behandlung werden 1000–2000 µg pro Tag zu Beginn für bis zu zwei Wochen verabreicht, gefolgt von einer dauerhaften Erhaltungsdosis von 500 µg pro Tag (Lederle 1991). Wird eine intramuskuläre Injektionsbehandlung gewählt, so werden ebenfalls initial 1000 µg pro Tag für eine Woche, gefolgt von einmal 1000 µg i.m. pro Woche für sechs bis acht Wochen und anschließend 500 µg oral pro Tag lebenslang verabreicht (Stable 2013).

Vitamin D Bei Vitamin D besteht die besondere Situation, dass die Synthese von Vitamin D in der Haut vom 60. Lebensjahr an sinkt und bei Senioren über 80 Jahre nur noch einen Bruchteil dessen ausmacht, was im jugendlichen Alter möglich ist. Die von der Deutschen Gesellschaft für Ernährung (DGE) empfohlenen 20 µg pro Tag können durch Ernährung nicht erreicht werden. Fehlt die Hautsynthese muss Vitamin D supplementiert werden.

Eine 2009 publizierte Metaanalyse über mehrere Studien (Bischoff-Ferrari et al. 2009) hat eindrucksvoll gezeigt, dass eine schlechte Vitamin-D-Versorgung, die sich an Blutwerten unter 30 nmol/L zeigt, mit zunehmender Immobilität und höheren Frakturraten verbunden ist. Blutwerte von mehr als 50 nmol/L sollten daher angestrebt werden.

Das Vorkommen von Vitamin D in der Natur ist begrenzt. Fischleber enthält große Mengen, weshalb Lebertran früher zur Behandlung und Prophylaxe von Vitamin-D-Mangelerscheinungen erfolgreich eingesetzt wurde. Fettreiche Seefische wie Bückling oder Hering enthalten bis zu 30 µg Vitamin D pro 100 g; der Gehalt anderer Fischarten liegt weit darunter.

Die Nationale Verzehr Studie (NVS) (2008) hat gezeigt, dass aus Lebensmitteln maximal 2–4 µg Vitamin D pro Tag aufgenommen werden können. Daher empfiehlt die DGE seit 2012 eine Ergänzung mit 20 µg Vitamin D_3

entsprechend 800 IE pro Tag bei fehlender endogener Synthese. Wie die Lücke zwischen der endogenen Synthese v. a. in den Herbst- und Wintermonaten und der Zufuhr durch Ernährung geschlossen werden kann, darüber erfährt man leider nichts.

Eine höhere Dosis von 1000 IU (25 µg) Vitamin D pro Tag führt zu einer signifikanten Reduktion der Sturzhäufigkeit (Boonen et al. 2007). Dabei zeigte sich, dass sich die Frakturhäufigkeit signifikant reduzierte, wenn die Vitamin-D-Supplementierung zusammen mit Kalzium (500 mg bzw. 1000 mg) erfolgte. Obgleich in den unterschiedlichen Studien sehr verschiedene Dosierungen von Vitamin D gegeben wurden, scheint die beste Prävention (Stürze, Frakturen) bei einer täglichen Dosis von 700 bis 1000 IE (17,5–25 µg) zu liegen.

Eine internationale Expertenkommission (Frew et al. 2015) hat zur Vorbeugung von Rachitis und Osteomalazie empfohlen, dass täglich (bei Vorliegen niedriger Serumwerte) 600 IE Vitamin D zusammen mit 500 mg Kalzium verabreicht werden sollen. Letzteres kann durch Ernährung, Milch, Milchprodukte und kalziumhaltiges Wasser erreicht werden. Dies kann sowohl mit Vitamin D2 als auch D3 erfolgen. Bei wöchentlicher Einmalgabe sollte D3 bevorzugt werden. Für den alten Menschen heißt dies, dass die Empfehlung 1000 IE Vitamin D täglich als Nahrungsergänzung zusammen mit kalziumreicher Kost oder auch Supplementen sinnvoll ist.

Multivitamin-Mineralstoff-Kombinationspräparate

Viele Senioren nehmen bereits Vitaminpräparate mit steigender Tendenz. Dabei muss zwischen den ausgewogen dosierten Multivitamin-Mineral-Präparaten (MVM) und den verschiedenen Kombinationsprodukten differenziert werden. Eine Studie (Schwab et al. 2014) an 1079 deutschen Senioren (Geburt vor 1943) im Jahr 2014 ergab die folgende Verteilung der Einnahme von Ergänzungspräparaten: 54,3 % der Frauen und 33,8 % der Männer gaben an, regelmäßig ein Mikronährstoffpräparat einzunehmen. Ganz im Vordergrund standen Einzelpräparate wie Magnesium, Vitamin D, Vitamin E. Die höchsten Dosierungen, die die Referenzwerte erreichten oder überschritten fanden sich bei Biotin, Vitamin B1 und B6. Dosierungen, die die Obergrenze, bei der noch keine Nebenwirkungen auftreten, erreichten oder überschritten, fanden sich bei Magnesium (20,2 % Frauen, 33,5 % Männer) und Vitamin E (8 % Frauen, 13,6 % Männer).

Die Werbung und die unrealistischen Versprechungen der Anbieter von Nahrungsergänzungsmitteln insbesondere bei Einzelsubstanzen können Risiken ganz anderer Art hervorrufen. So können Defizite übersehen werden, wenn Präparate mit nur wenigen oder einzelnen Mikronährstoffen in teilweise hoher Dosierung eingenommen werden (v. a. Vitamin E, Vitamin D, Magnesium und Coenzym Q10). Immer wieder wird geäußert, dass der Körper zu viel ausscheidet oder speichert, was streng genommen nicht stimmt und nur für Vitamin A und B12 gilt. Vielmehr werden durch sehr hohe Konzentrationen physiologische Kontrollmechanismen, wie z. B. Proteinbindung oder Einbau in Lipoproteine, umgangen. Damit aber können sich Effekte ergeben, die unerwartet sind. Durch Kombinations- oder Einzelpräparate besteht oft eine trügerische Sicherheit, genug für seine Mikronährstoffversorgung getan zu haben, ohne dass dies jemals überprüft worden wäre. Besonders kritisch sind Präparate zu beurteilen, die auf der Basis getrockneter Obst- oder Gemüsemischungen hergestellt und als sog. Komplettlösung („alles drin, was der Mensch braucht") angeboten werden. Die angegebenen wenigen Vitamine sind in den meisten Fällen zugesetzt und das Präparat selbst enthält so gut wie keine weiteren essenziellen Mikronährstoffe.

Die Erfahrung, dass es gerade die alten Menschen sind, die im Fall einer Erkrankung mit damit verbundenem Krankenhausaufenthalt aufgrund der nicht erkannten Mangelernährung ein besonderes Risiko für Komplikationen und Fortschreiten der Erkrankung haben, macht es sinnvoll, ein MVM-Supplement zu empfehlen, wenn der Verdacht auf eine Mangelernährung besteht. Dieses sollte nicht wesentlich mehr als 100 % des Referenzwerts und möglichst alle essenziellen Mikronährstoffe enthalten. Nebenwirkungen sind hierbei nicht zu erwarten (Biesalski und Tinz 2017).

Fazit

- Trotz der aufgeführten Substitutionen sollte im Vordergrund immer und so lange wie möglich der Versuch stehen, die Ernährung so zu gestalten, dass sie den quantitativen wie qualitativen Anforderungen genügt. Dies ist eine ausgewogene Mischkost, die neben Obst und Gemüse auch tierische Produkte enthält. Es gibt zunehmend Hinweise, dass die sog. mediterrane Diät, die nichts anderes als eine ausgewogene Mischkost ist, einen positiven Einfluss auf die körperliche und kognitive Leistungsfähigkeit hat (Radd-Vagenas et al. 2018).
- Der Body-Mass-Index sollte ab 65 Jahren beim Mann zwischen 26 und 28 und bei der Frau zwischen 24 und 27 liegen.
- Die Kalorienzufuhr sollte ab 65 Jahren beim Mann 1900 kcal pro Tag oder 25–36 kcal/kg Körpergewicht pro Tag und bei der Frau 1700 kcal pro Tag oder 25–36 kcal/kg Körpergewicht pro Tag betragen; bei Untergewicht (Body-Mass-Index unter 21) sollte die Kalorienaufnahme zwischen 32 und 38 kcal/kg Körpergewicht pro Tag liegen.
- Ab 65 Jahren soll die Eiweißzufuhr mindestens 1,0 g–1,3 g/kg Körpergewicht pro Tag betragen.

- Bei 65-Jährigen mit internistischen oder/und Skeletterkrankungen sollten mit den o. g. Mini-Nutritional-Assessment-Fragebögen durch den Hausarzt die Ernährungssituation festgestellt sowie Vitamin B12, Vitamin D und Homocystein im Blut und Methylmalonsäure im Urin bestimmt werden. Abhängig von den Befunden und den Maßnahmen sind Kontrollen durchzuführen, z. B. einmal jährlich.
- Ab 70 Jahren sollten mit den o. g. Mini-Nutritional-Assessment-Fragebögen durch den Hausarzt die Ernährungssituation festgestellt sowie Vitamin B12, Vitamin D und Homocystein im Blut und Methylmalonsäure im Urin bestimmt werden. Abhängig von den Befunden und den Maßnahmen sind Blutbestimmungen durchzuführen, z. B. einmal jährlich.
- Vitamin D sollte ab 60 oder 65 Jahren bei nachgewiesenem Defizit (Blutwerte 25(OH)D < 50 nmol/L) zugeführt werden: 700–1000 IE (17,5–25 µg) täglich. Eine Blutbestimmung sollte einmal jährlich erfolgen.
- Vitamin D sollte zusammen mit Kalzium eingenommen werden: 500–1000 mg Kalzium pro Tag, wenn möglich über die Ernährung, sonst als Supplement.
- Vitamin B12 sollte bei nachgewiesenem Defizit wie folgt substituiert werden: z. B. dauerhaft oral 500 µg pro Tag oder intramuskulär 500 µg alle vier Wochen. Eine Kontrolle der Werte sollte einmal jährlich erfolgen.
- Ab einem Alter von 75 Jahren, v. a. bei eingeschränkter Nahrungsaufnahme, ist die Einnahme von Multivitamin-Mineralstoff-Präparaten durchaus sinnvoll, unabhängig davon, ob eine gezielte Vitamin-D- und -B12-Zufuhr bereits erfolgt. Diese sollten die Vitamine A, B2, B6, B12 und D enthalten sowie Folsäure, Thiamin, Zink, Eisen, Kalzium und Selen. Die Konzentrationen sollten sich an den Werten in den Tabellen im Text orientieren und dauerhaft eingenommen werden.

Literatur

Biesalski HK, Tinz J (2017) Multivitamin/mineral supplements. Rationale and safety. Nutrition 36:60–66

Bischoff-Ferrari HA, Dawson-Hughes HA, Staehelin HB et al (2009) Fall prevention with supplemental and active forms of vitamin D: a meta-analysis of randomised controlled trials. BMJ 339:b3692. Epub 2009/10/03

Boonen S, Lips P, Bouillon R, Bischoff-Ferrari HA, Vanderschueren D, Haentjens P (2007) Need for additional calcium to reduce the risk of hipfracture with vitamin D supplementation: evidence from a comparative metaanalysis of randomized controlled trials. J Clin Endocrinol Metab 92(4):1415–1423

Conzade R et al (2017) Prevalence and predictors of subclinical micronutrient deficiency in German older adults: results from the population based KORA-age study. Nutrients 9:1276

Darmon N, Drewnowski A (2008) Does social class predict diet quality? Am J Clin Nutr 87(5):1107–1117

De Groot et al (1999) Energy intake and micronutrient intake in elderly Europeans: seeking the minimum requirement in the SENECA study. Age Ageing 28:469–474

Elia M (1998) Oral or parenteral therapy for B12 deficiency. Lancet 352:1721–1722

Frew E et al (2015) Global consensus recommendations on prvenetion and mangement of nutritional rickets. J Clin Endocrinol Metab 101:394–415

Goyal MS, Iannotti LL, Raichle MF (2018) Brain nutrition a life span approach. Ann Rev Nutr 38:17.1–17.19

Kvamme J et al (2011) Risk of malnutrition and health-related quality of life in community living elderly men and women: the Tromsö study. Qual Life Res 20:575–582

Lederle FA (1991) Oral cobalamin for pernicious anemia. Medicine's best kept secret? JAMA 265:94–95

Montgomery SC et al (2014) Micronutrient needs of the elderly. Nutr Clin Prax 29:435–444

Nationale Verzehrsstudie II (2008) Max Rubner Institut

Pennypacker LC, Allen RH, Kelly JP et al (1992) High prevalence of cobalamin deficiency in elderly outpatients. J Am Geriatr Soc 40:1197–1204

Radd-Vagenas S et al (2018) Effect of the Mediterranean diet on cognition and brain morphology and function: a systematic review of randomized controlled trials. Am J Clin Nutr 107:389–404

Schwab S et al (2014) The use of dietary supplements among older persons in southern Germany – results from the KORA-age study. J Nutr Health Aging 18:510–519

Sengi G et al (2006) Role of visceral proteins for detection of malnutrition in the elderly. Eur J Clin Nutr 60:203–209

Smith AD et al (2018) Homocysteine and Dementia: an international consensus statement. J Alzheimer's Dis 62:561–570

Stable SSP (2013) Clinical practice. Vitamin B12 deficiency. NEJM 368:149–160

Statistische Bundesamt (Hrsg) (2016) Ältere Menschen in Deutschland und in der EU. Statistische Bundesamt, Wiesbaden

Ter Borg S et al (2015) Micronutrient intakes and potential inadequacies of community-dwelling older adults: a systematic review. Brit J Nutr 113:1195–1206

Tian S, Xu Y (2016) Association of sarcopenic obesity with the risk of all cause mortality: a metaanalysis of prospective cohort studies. Geriatr Gerontol Int 16:155–166

Vinas BR et al (2011) Projected prevalence of indadequate nutrient intakes in Europe. Ann Nutr Metab 59: 84–95

Zabetian-Targhi F et al (2015) Retinol binding protein 4 in relation to diet, inflammation, immunity, and cardiovascular dieseases. Adv Nutr 6:748–762

6

Senioren im Straßenverkehr – Prävention von Verkehrsunfällen

Wolfgang Fastenmeier

Inhaltsverzeichnis

Im Zusammenhang mit z. T. spektakulären Unfällen, die von älteren Fahrern verursacht wurden, und aufgrund der demografischen Entwicklung wird zunehmend über den älteren Autofahrer diskutiert. Absolut und relativ werden in mittlerer Zukunft mehr Fahrkilometer von älteren Personen zurückgelegt werden und damit wird expositionsbedingt auch ihre Unfallbeteiligung steigen. Daraus wird häufig ein Handlungsbedarf für gesetzliche Regelungen abgeleitet und es werden Schlussfolgerungen auf Basis von *Einzelfällen gezogen*, wie z. B.: Ältere Menschen seien nicht mehr in der Lage, sicher im Straßenverkehr zu agieren, sie seien zu zögerlich sowie zu langsam und deshalb fühlten sich andere Verkehrsteilnehmer provoziert.

W. Fastenmeier (✉)
Psychologische Hochschule Berlin (PHB), Berlin, Deutschland
e-mail: w.fastenmeier@psychologische-hochschule.de

© Springer-Verlag GmbH Deutschland, ein Teil von Springer Nature 2019
R. Hardt et al. (Hrsg.), *Prävention im Alter – Gesund und fit älter werden*,
https://doi.org/10.1007/978-3-662-56788-3_6

6.1 Beteiligung von Senioren an Verkehrsunfällen

6.1.1 Statistiken und Fakten

Die Verteilung von Unfallbeteiligten bezogen auf Altersklassen zeigt in allen untersuchten Ländern einen typischen Verlauf. Während in den Altersgruppen der 18- bis 24-Jährigen extrem hohe Unfallraten (fahrleistungsbezogen) zu verzeichnen sind, sinkt die Unfallrate aufgrund steigender Fahrerfahrung und geringerer Risikobereitschaft danach stark ab und verbleibt bis etwa 65 Jahre auf sehr niedrigem Niveau. Danach beginnt sie wieder zu steigen, erreicht bei den über 75-Jährigen aber erst die Größenordnung der 30- bis 34-Jährigen (!); bei den 85-Jährigen in etwa wieder die Größenordnung der Fahranfänger. Bezogen auf die Autofahrer aller Altersgruppen sind Senioren also nicht häufiger als der Durchschnitt aller Autofahrer an Unfällen beteiligt (Abb. 6.1).

Zudem überschätzt vermutlich das über Unfallraten ermittelte Unfallrisiko das tatsächliche Risiko ganz erheblich. Dafür sind v. a. drei systematische Fehler in den Unfalldaten verantwortlich:

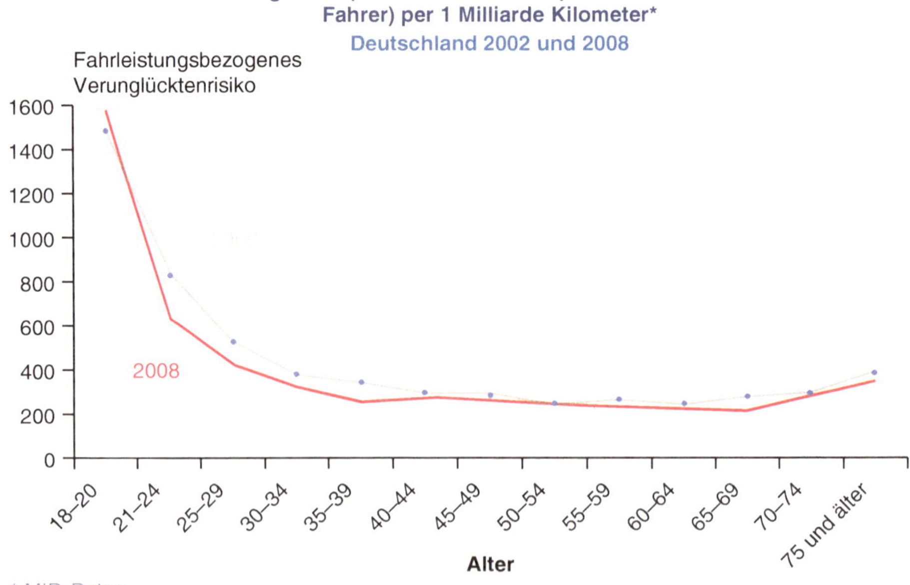

Abb. 6.1 Fahrleistungsbezogene Verunglückte in Deutschland 2002 und 2008 (nach Holte 2012)

1. Beim selben Unfallereignis wird ein älterer Fahrer *aufgrund seiner Fragilität* schwerer verletzt als ein jüngerer Fahrer. Auch das Risiko, bei einem Verkehrsunfall zu sterben, wird für Ältere als um das Zwei- bis Fünffache erhöht geschätzt. Da aber die amtlichen Unfallstatistiken auf polizeilich gemeldeten Unfällen beruhen und deren Wahrscheinlichkeit, registriert zu werden, systematisch mit der Schadenshöhe steigt, muss man annehmen, dass ein wesentlich höherer Anteil der Unfälle mit Seniorenbeteiligung in die Statistiken eingeht, weil Senioren bei solchen Unfällen eher verletzt und an den Unfallfolgen eher versterben als Jüngere.
2. Fahrer mit geringer Kilometerleistung (weniger als 3000 km pro Jahr) haben als Gruppe eine höhere Unfallrate – unabhängig vom Alter. Im Vergleich zu jüngeren Gruppen gibt es aber gerade bei den Senioren überproportional viele Wenigfahrer.
3. Diese Wenigfahrer haben eine qualitativ andere Exposition. Während Vielfahrer auf längeren Strecken zu großen Teilen auf den relativ sicheren Autobahnen unterwegs sind, verbringen die Wenigfahrer vergleichsweise mehr Zeit in den schwierigeren und gefährlicheren Innerorts- und Landstraßensituationen.

Auf dieser Basis kann gefolgert werden: Die Unfallbeteiligung der älteren Fahrer ist nicht höher als der Durchschnitt. Sie sind auch nicht häufiger als der Durchschnitt der Autofahrer *Verursacher* von Unfällen mit Verunglückten, wie immer wieder behauptet wird, da ein hoher *Anteil* Hauptbeschuldigter (etwa 75 % der Hauptbeschuldigten sind 75 Jahre und älter) fälschlicherweise mit einer hohen *Anzahl* verursachter Unfälle gleichgesetzt wird, *ohne die geringe Unfallbasisrate älterer Fahrer zu berücksichtigen*. Sie sind eher als im Verkehrsgeschehen als *gefährdete Verkehrsteilnehmer* einzuschätzen, da das mit dem Alter der Senioren zunehmende Verletzungsrisiko bei der Rate der *Getöteten* je Kilometer zu einem sehr deutlichen Anstieg führt (Abb. 6.2). Außerdem wird häufig übersehen, dass ihr Risiko, als Fußgänger oder Radfahrer bei einem Unfall getötet zu werden, beträchtlich höher liegt als das anderer Altersgruppen. Nicht zuletzt gibt es relevante andere Sicherheitsprobleme älterer Menschen im Verkehr, z. B. Unfälle von Senioren in öffentlichen Verkehrsmitteln.

6.1.2 Unfallarten von und mit Senioren

Der Anteil der Unfallart Zusammenstoß mit einem Fahrzeug, das anfährt, anhält oder ruht, also einem Unfall, der meist im ruhenden Parkverkehr stattfindet und bei dem im Allgemeinen nur Sachschaden entsteht, nimmt

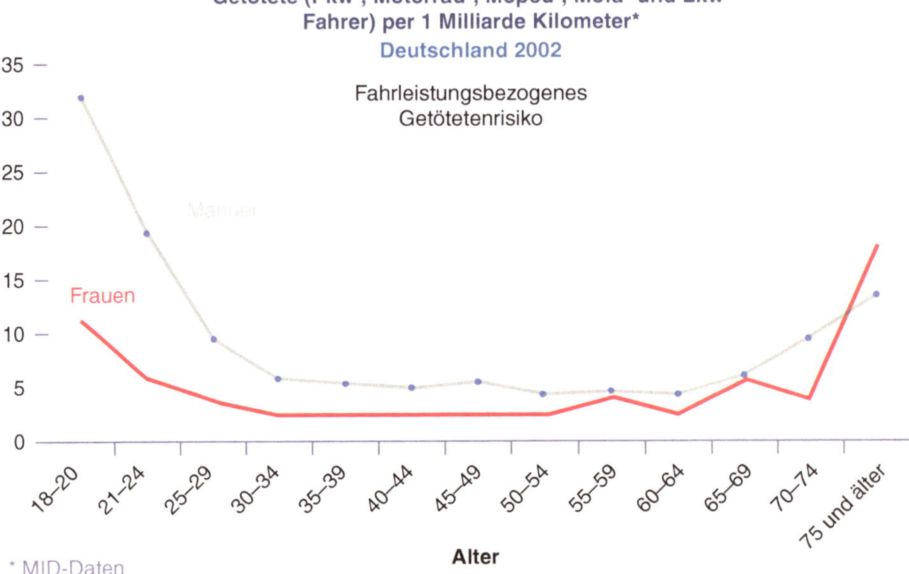

Abb. 6.2 Zahl der Getöteten bezogen auf die Fahrleistung (nach Holte 2012)

mit dem Alter deutlich zu: Er beträgt bei den 18- bis 25-Jährigen etwa 20 % und erreicht im Alter von 85 Jahren etwa 45 %. Dennoch prägt diese Art des Bagatellunfalls das Bild der Senioren in der Öffentlichkeit und es wird damit der Eindruck erweckt, sie stellten eine höhere Gefahr dar. Dagegen sinkt der Anteil der *Unfälle mit Personenschaden* mit dem Alter des Verursachers auf unter 15 % bei den über 85-Jährigen (Rompe 2014).

Die typischen *Unfälle mit Personenschaden* sind Verletzung der Wartepflicht an Kreuzungen, beim Abbiegen, beim Wenden und Rückwärtsfahren, beim Ein- und Ausparken, Übersehen von Radfahrern beim Abbiegen, beim Überholen, durch mangelndes Fahrzeughandling und durch Fehler in der Navigation (vgl. z. B. Pottgießer et al. 2012; Rompe 2014). Allerdings stehen die Unfallursachen Abbiegen, Wenden, Rückwärtsfahren, Ein- und Anfahren sowie Vorfahrts- und Vorrangverletzungen bei *allen Altersgruppen* an erster Stelle, bei den Senioren ist es lediglich etwas bedeutsamer im Vergleich zu ihren übrigen Unfällen.

Bei den Ursachen der *sehr schweren Unfälle* der Senioren *mit Getöteten* stehen das Abkommen von der Fahrbahn – häufig Alleinunfälle – und die Kollisionen mit dem Gegenverkehr an erster Stelle. Die Senioren sind an diesen Unfällen zu unter 20 % und damit leicht unterschiedlich im Vergleich zu anderen Altersgruppen beteiligt.

6.1.3 Ursachen von Fehlverhalten der Senioren

Ältere Fahrer müssen den Verkehr bei altersbedingtem Abbau körperlicher und psychischer Leistungsfähigkeit bewältigen. Dies ist insofern besonders bedeutsam, als das Autofahren unter allen Formen der Verkehrsbeteiligung die komplexeste Aufgabe mit den höchsten Anforderungen an die psycho-mentale und psychomotorische Leistungsfähigkeit darstellt.

Älterwerden bedeutet nicht automatisch einen generellen und linearen Abbau der Leistungsmöglichkeiten (im Sinn des bekannten Defizitmodells). Vielmehr zeichnet es sich durch eine hohe inter- und intraindividuelle Variabilität aus. Deshalb können sich Aussagen über ältere Verkehrsteilnehmer lediglich auf einen Durchschnitt der Gruppe der älteren Verkehrsteilnehmer beziehen. Bestimmte psychophysische Merkmale, die für die Verkehrsteilnahme besonders wichtig zu sein scheinen, entwickeln sich im Alter ungünstig. Als typische psychophysische Nachteile älterer Menschen gelten dabei insbesondere verminderte Wahrnehmungsfähigkeiten (z. B. Verengung des Blickfelds – peripheres Sehen), Abnahme der Dämmerungssehschärfe, erhöhte Blendempfindlichkeit; Verschlechterung der Akkommodation, Nachlassen des Hörvermögens – (besonders für hohe Töne). Hinzu kommen verlangsamte zentrale Informationsverarbeitungsprozesse (Verlangsamung von Informationsverarbeitung und Koordination mit Motorik; Verschlechterung von Distanz- und Geschwindigkeitsschätzung; höhere Anfälligkeit für Ablenkung). Darüber hinaus lassen motorische Fähigkeiten und die Reaktionsgeschwindigkeit nach (Beweglichkeit u. a. der Halswirbelsäule, feinmotorische Sensitivität und Kraft). Diese Entwicklungen sind in der Literatur ausführlich diskutiert (vgl. den Sammelband von Schlag 2008).

Einschränkend sei darauf hingewiesen, dass aus den o. g. Defiziten bestimmter Altersklassen nicht auf die individuelle Leistungsfähigkeit im Bereich des Autofahrens geschlossen werden kann. Die in der Literatur mitgeteilten funktionellen Verschlechterungen sind Altersklassenmittelwerte, die Streuung der Leistungsfähigkeit wird mit zunehmendem Alter aber immer größer; aus einem kalendarischen Alter als solchem ist kein Rückschluss auf die individuelle Befindlichkeit möglich. Zudem lassen sich manche funktionelle Verschlechterungen (z. B. bei der statischen Sehschärfe) gut ausgleichen und für viele solcher Leistungsmaße fehlen Belege für deren Einfluss auf die Güte des Fahrverhaltens.

6.1.4 Fahrverhaltensbeobachtung von Senioren

Wesentliche Erkenntnisse zum Fahrverhalten von Senioren liefert die psychologische Fahrverhaltensbeobachtung.

Über unterschiedliche Anlässe hinweg und trotz verschiedenartiger methodischer Zugänge wurden in entsprechenden Studien meist ähnliche Verhaltensmuster bei autofahrenden Senioren gefunden (Schlag 1994; Burgard und Kiss 2008; Fastenmeier und Gstalter 2008; Engin et al. 2010; Pottgießer et al. 2012). So lassen sich oft Vorfahrtsfehler, Fehler bei Richtungswechseln, Spurungenauigkeiten und Fehlverhaltensweisen gegenüber Fußgängern beobachten. Dazu kommen besondere Schwierigkeiten der Senioren beim Einfädeln auf die Autobahn, v. a. aber im Innenbereich komplexer Knotenpunkte mit mangelndem Sichern beim Abbiegen. Damit ist das sichernde Verhalten durch (Um-)Schauen, Bremsbereitschaft u. ä. gemeint, z. B. beim Befahren von Kreuzungen oder Spurwechsel.

Ordnet man diese Befunde den informationsverarbeitenden Strukturen im Gehirn zu, so zeigt sich eine erhöhte Beteiligung aller Verarbeitungsstufen an den Fehlern älterer Fahrer (Wahrnehmung, Erwartungsbildung, Beurteilung zeitlich-räumlicher Konstellationen, Gedächtnisprozesse, Gefährdungseinschätzung, Informationsintegration, Entscheidungen und Motorik). Gleichzeitig sind aber auch motivationale Defizite (Lethargie, verminderte Leistungsbereitschaft, Hilflosigkeit) beteiligt.

6.2 Prävention von Verkehrsunfällen von Senioren

6.2.1 Kompensationsmöglichkeiten älterer Fahrer

Ältere Fahrer wenden Kompensationsmöglichkeiten auf verschiedenen Ebenen der Fahraufgabe an. Dadurch gleichen sie auf der strategischen und taktischen Ebene viele Defizite aus (vgl. Kasten 1, nach Fastenmeier et al. 2015). Leider sind nicht sämtliche zu bewältigende Fahraufgaben selbstgetaktet. Gerade im dichten Innerortsverkehr bestehen oft keine Freiheitsgrade, die Schwierigkeit der Fahraufgabe durch die Wahl von Geschwindigkeit oder Fahrspur zu beeinflussen. Die Möglichkeiten der Kompensation sind somit stark von der Verkehrssituation abhängig und dies spiegelt sich im Unfallgeschehen und Fahrverhalten der älteren Fahrer wider.

Kasten 1: Kompensationsmöglichkeiten älterer Fahrer

Strategische Ebene, z. B.

- Verzicht auf Fahrten bei mangelnder Fitness
- Wahl genehmer Tageszeit, Verkehrsdichte, Helligkeit

Navigationsebene, z. B.

- Wahl bekannter Ziele und Routen

Manöverebene, z. B.

- Konservative Wahl von Fahrstreifen
- Verzicht auf gefährliche Manöver

Stabilisierungsebene, z. B.

- Wahl geringerer Geschwindigkeiten
- Wahl größerer Längsabstände

6.2.2 Strategiewechsel älterer Fahrer

In manchen Verkehrssituationen würde bereits ein Strategiewechsel den älteren Fahrern nützen, sodass sie trotz reduzierten Wahrnehmungs- und Verarbeitungskapazitäten zurechtkämen. Ein Beispiel ist das Rechtsabbiegen in ampelgeregelten Kreuzungen. Hier begehen die Älteren zwei unnötige Fehler: Sie blinken viel zu spät und biegen zu schnell ab. Würden sie die Zeichensetzung (Blinken) in die relativ einfachere Phase weiter vor der Kreuzung verlegen und den Abbiegevorgang selbst langsamer vollziehen, hätten sie mehr Zeit und Kapazität, um ihre typischen Fehler in dieser Verkehrssituation zu vermeiden: Spurungenauigkeiten beim Abbiegen und v. a. Behinderungen und Gefährdungen von Fußgängern und Radfahrern. Häufig entstehen solche suboptimalen Strategien als Folge sehr langer Lernprozesse. Das wohl wesentlichste Beispiel hierfür ist die mangelhafte visuelle selektive Aufmerksamkeitsverteilung der älteren Autofahrer. Während Fahranfänger relativ oft mit den Blickfixationen zwischen der Voraussicht auf die sich entwickelnden Situationen und dem Umfeld beiderseits nahe vor dem eigenen Fahrzeug wechseln, rückt der Hauptaufmerksamkeitspunkt mit zunehmender Fahrerfahrung weiter vom eigenen Fahrzeug weg und die seitlichen Blickzuwendungen nehmen ab.

Letztere ersetzt der erfahrene Fahrer mehr und mehr durch die Leistungen der peripheren Wahrnehmung. Genau diese Leistung ist aber stark altersabhängig: das nutzbare Sehfeld verringert sich mit steigendem Alter ab 75 Jahren rapide. Da dieser Verlust vom Fahrer i. d. R. nicht bemerkt wird, bleibt er natürlich bei seiner gewohnten Aufmerksamkeitsverteilung. Wünschenswert wäre es aber, den Tunnelblick durch häufigere Blicke an die Seite zu ergänzen.

6.2.3 Pflichtuntersuchungen?

Das Erkennen der Auswirkungen demografischer Veränderungen und der Druck der öffentlichen und veröffentlichten Meinung auf politische Entscheidungsträger haben seit den 1990er-Jahren in einer Reihe von Ländern zu altersbezogenen Pflichtuntersuchungen von Autofahrern geführt. Fachleute haben allerdings schon früh den Nutzen generalpräventiver Untersuchungen bezweifelt (z. B. Maukisch 1990). Mittlerweile liegen aus verschiedenen Ländern Ergebnisse von Evaluationsstudien vor, die den Nutzen solcher Überprüfungen bewertet haben. Ebenso sind zusammenfassende Bewertungen dieses empirischen Materials veröffentlicht worden (z. B. Alonso et al. 2013; Fastenmeier und Gstalter 2015; Siren et al. 2013; Vlakfeld und Davidse 2011). Fastenmeier und Gstalter (2015) haben anhand eines umfangreichen Kriterienkatalogs die in wissenschaftlichen Fachzeitschriften zugänglichen Evaluationsstudien hinsichtlich ihrer Güte und Aussagekraft bewertet. So unterschiedlich auch die Zusammensetzung der Anforderungen und Methoden der Überprüfung (z. B. medizinische Gutachten, augenärztliche Untersuchung, kognitive Tests und Demenz-Screening, Fahrtests) und die Altersgrenze sind, so ist doch allen altersbezogenen Screenings gemeinsam, dass das Erreichen eines *bestimmten,* in den Studien allerdings unterschiedlichen *chronologischen Alters* den einzigen Untersuchungsanlass darstellt.

Die Ergebnisse altersbezogener Pflichtuntersuchungen lassen eindeutige Schlussfolgerungen zu:

1. Der enorme gesellschaftliche und volkswirtschaftliche Aufwand dieser Untersuchungen steht in keinem Verhältnis zu den negativen Folgen für die Mobilität Älterer.
2. Altersbezogene Überprüfungen verbessern weder die Sicherheit der autofahrenden Senioren noch die allgemeine Verkehrssicherheit. Vielmehr ergeben sich *negative Effekte* für die Senioren: Sie entwickeln Versagensängste vor der Überprüfung und geben verfrüht ihre Fahrerlaubnis zurück.

Dadurch verlieren sie an autonomer Mobilität und damit Lebensqualität und/oder setzen sich den derzeit viel größeren Gefährdungen als Fußgänger oder Radfahrer aus.

Eine auf das Alter bezogene Überprüfung wird also die *Verkehrssicherheit nicht verbessern*, unabhängig von der Art der eingesetzten Prüfmethoden. Es existieren keine zuverlässigen Indikatoren für die Erkennung von Risiken bei den verfügbaren Überprüfungsuntersuchungen älterer Fahrer: Weder Sehtest, medizinische Untersuchung, kognitive Untersuchung noch Wissenstest oder formaler Prüf- und Erneuerungszyklus ermöglichen es, *Risikofahrer von Nichtrisikofahrern eindeutig zu unterscheiden.*

Diese Ergebnisse waren zu erwarten, denn das Unfallereignis ist ein sog. *statistisch seltenes Ereignis* und die meisten Fahrer (inklusive der Risikofahrer) haben niemals in ihrem Leben einen Unfall. Ein individuelles Unfallrisiko *lässt sich nicht schätzen.* Zahllose Studien sind bisher daran gescheitert, signifikante statistische und logische Zusammenhänge zwischen Unfallraten und individuellen Merkmalen von Fahrern herzustellen

6.2.4 Verkehrs- und fahrzeugtechnische Hilfen für Ältere

Möglichen Gefährdungen durch ältere Fahrer und möglichen Mobilitätseinschränkungen für diese Gruppe kann durch indirekte Maßnahmen – Straßenraumgestaltung und fahrzeugtechnische Neuerungen – begegnet werden. So könnten eine generell verbesserte optische Führung in der Straßengestaltung oder beispielsweise klar erkennbare Haltelinien im Kreuzungsinnenbereich Schwierigkeiten beim Fahren vermindern. Allerdings sind wünschenswerte straßenbauliche Maßnahmen erfahrungsgemäß schwer durchsetzbar. Fahrassistenzsysteme (FAS) könnten unterstützen, um genug kognitive Kapazität für die nicht delegierbaren Fahraufgaben zur Verfügung zu haben. Zieht man situationsspezifische Ergebnisse von Fahrverhaltensbeobachtungen zu Informationsdefiziten und -bedürfnissen älterer Fahrer heran, so könnten diese interessante Hinweise geben für die weitere Entwicklung von FAS, z. B. (u. a. Rompe 2014)

- Unterstützung der Geschwindigkeits- und Längsabstandsregelung;
- Hilfen beim Sichern durch Vorinformation (z. B. zusätzliche Informationen über den Rückspiegel bei Spurwechsel, Einblenden von Informationen auf die Windschutzscheibe);
- Spurhalteunterstützung bei Seitenabständen;
- Navigationshilfen/Hilfe beim Einordnen bei Knotenzufahrten.

Fahrzeugtechnische Neuerungen weisen ebenfalls Schwachstellen auf: Sie brauchen zum einen (zu) lange bis zur Marktdurchdringung. Zum anderen stellt sich die Frage nach der Gestaltung der Fahrer-Fahrzeug-Schnittstelle: Ist sie funktional und anwendungsfreundlich für ältere Fahrer, also auch im Sinn einer differenziellen Gestaltung altersgerecht angepasst? Verschiedene systematische Erfahrungen mit der Nutzerfreundlichkeit von FAS verweisen eher darauf, dass Schnittstellengestaltungen noch häufig suboptimal und *derzeit noch* wenig auf Ältere zugeschnitten sind und u. U. neue Gefährdungen hervorrufen.

6.2.5   Training von Senioren für den Straßenverkehr

Auch Dank der Plastizität seines Gehirns bleibt der gesunde Mensch bis an sein Lebensende lernfähig und damit prinzipiell auch in der Lage, die Voraussetzungen zu sicherem Fahren zu verbessern. In der Entwicklungspsychologie hat das SOK-Modell (Baltes et al. 1998) große Aufmerksamkeit erhalten, das die Strategien der **S**elektion, **O**ptimierung und **K**ompensation als Anpassung an sich verändernde persönliche, soziale und situative Bedingungen während des Alterungsprozesses beschreibt. Es gibt durchaus Methoden, die die körperlichen und mentalen Ressourcen des älteren Fahrers wiederherstellen bzw. verbessern können oder auch – im Sinn der Optimierung des SOK-Modells – das Trainieren von Fahrfertigkeiten selbst. Individuelle Beratungs- und Trainingsangebote, die sich mit individuellen Defiziten befassen und dadurch zum Erhalt oder zur Verbesserung der Mobilität beitragen, erscheinen also angebracht. Solche Konzepte liegen seit vielen Jahren vor und haben nachweislich positive und andauernde Effekte. Allerdings werden sie derzeit noch nicht umgesetzt.

6.2.6   Fahreignungsbegutachtung

Für Auffälligkeiten im Straßenverkehr, die Bedenken hinsichtlich der Eignung begründen, existiert in der Fahreignungsbegutachtung ein grundsätzlich bewährtes Instrumentarium. Da meist kognitive Beeinträchtigungen bei auffälligen älteren Fahrern vorliegen und um den Aufwand zu verringern, bietet sich hier eine isolierte psychophysische Leistungsüberprüfung an (Exploration, psychologische Leistungstestung, psychologische Fahrverhaltensbeobachtung). Dazu ist ein – bis dato fehlender – Katalog zu erstellen, welche Anlässe (gesundheitsbezogen vs. kognitive Beeinträchtigungen oder im Sinn verkehrsbezogener Ereignisse, z. B. Geisterfahrt) die relevanten sind und ab wann eine Eignung nicht mehr gegeben ist. Auch gibt es für die psychologische Fahrverhaltensbeobachtung als *eigenständigem* Verfahren bisher keine Rechtsgrundlage. Es wäre sinnvoller, dieses Verfahren aufzugreifen, um gezielt potenziell auffällige Fahrer zu entdecken, statt die Gesamtgruppe der älteren Fahrer einer Prüfung unterziehen zu wollen.

6.3 Krankheiten und Fahreignung

Grundsätzlich gilt für alle Altersgruppen: Die Fahreignung ist dann nicht mehr gegeben, wenn aufgrund beeinträchtigter körperlich-geistiger (psychischer) Leistungsfähigkeit die Anforderungen beim Führen eines Kraftfahrzeugs nicht mehr bewältigt werden können oder wenn in einem absehbaren Zeitraum die Gefahr des plötzlichen Versagens der körperlich-geistigen Leistungsfähigkeit zu erwarten ist. Die von der Bundesanstalt für Straßenwesen herausgegebenen Begutachtungsleitlinien zur Kraftfahreignung (Gräcmann und Albrecht 2014) enthalten dazu ausführliche Listen von Krankheiten sowie von geistig-psychischen Störungen. Die Diagnose einer Krankheit allein genügt jedoch nicht, um die Fahreignung auszuschließen. Hier stellt sich immer die Frage nach den funktionellen Einschränkungen und ihrer Kompensierbarkeit (vgl. Beurteilungskriterien von der Deutschen Gesellschaft für Verkehrspsychologie e. V., DGVP 2013/ Deutsche Gesellschaft für Verhaltensmedizin und Verhaltensmodifikation e. V., DGVM 2013.).

Zahlreiche Studien (meist sog. Fallkontrollstudien) haben sich mit dem Einfluss verschiedener Krankheiten auf das Unfallrisiko beschäftigt. Dabei wird das Unfallrisiko *von Erkrankten* relativ zum erwarteten durchschnittlichen Unfallrisiko berechnet. Die Suche nach einem Zusammenhang (Koinzidenzen) von Krankheit und Verkehrsunfall berücksichtigt dabei zunächst nicht die Häufigkeit (Prävalenz) der jeweiligen Erkrankung, die bekannt sein muss, um eine Abschätzung der Größenordnung des Problems über das untersuchte Individuum hinaus zu erhalten. Fasst man die Ergebnisse aus Fallkontrollstudien zusammen, so ergibt sich in der *Gesamtpopulation* lediglich für Alkoholismus, Drogenmissbrauch, schwere psychische Erkrankungen und Schlafapnoe ein zweifaches oder höheres Unfallrisiko. Alle anderen Krankheiten liegen im Regelfall darunter: Epilepsie, Diabetes mellitus, Demenzen, Augenkrankheiten, Herz-Kreislauf-Krankheiten, neurologische Erkrankungen, Stoffwechselstörungen, muskuloskelettale Erkrankungen, Lungenerkrankungen, Depressionen (vgl. Vaa 2003; Ewert 2008).

Für verschiedene Medikamentengruppen wurde ebenfalls ein erhöhtes Unfallrisiko in der *Gesamtpopulation* nachgewiesen (vgl. Schulze et al. (2012), DRUID). Nach Einnahme von Barbituraten, Antiallergika, Antitussiva, opiathaltigen Schmerzmittel, Antipsychotika sowie Muskelrelaxanzien besteht ein zweifach oder höheres Unfallrisiko.

Viele *Krankheiten* treten *im höheren Alter* häufiger auf als in jungen Jahren und können das Fahrverhalten negativ beeinflussen. Zu den verkehrssicherheitsrelevanten Erkrankungen Älterer zählen degenerative Gelenkerkrankungen, Herz-Kreislauf-Erkrankungen, Hypertonie sowie mit geringerer Prävalenz Diabetes mellitus, Demenzen und psychische Störungen (vgl. u. a. den Überblick von Odell 2009).

Derzeit ist davon auszugehen, dass die meisten Krankheiten mit hoher Prävalenz in der alternden Bevölkerung *mit nicht oder nur geringfügig erhöhten Unfallwahrscheinlichkeiten* einhergehen. Allerdings gibt es hierzu nur sehr wenige Untersuchungen, die sich auf die Teilgruppe der Senioren beziehen. Treten ernsthafte gesundheitliche Beschwerden auf, so führen sie im Sinn einer Selbstselektion häufig zur Aufgabe des Autofahrens. Ausgenommen davon bleibt eine kleine Gruppe mit eingeschränktem Leistungsvermögen und mangelnder Selbstkritikfähigkeit (dysfunktionale Kompensierer nach Poschadel et al. 2012). Solange die Senioren sich aber als aktive Autofahrer sehen, führen nur wenige Einschränkungen zum Verzicht auf Autofahrten im Sinn eines temporären Verzichts auf die eine oder andere nicht unbedingt nötige Autofahrt (Rimmö und Hakamies-Blomquist 2002).

Problematische Medikamente bei Senioren sind Benzodiazepine als Beruhigungsmittel, Benzodiazepine als Schlafmittel, opiathaltige Schmerzmittel, Antidepressiva, Blutdruckmedikamente (v. a. Alphablocker) sowie die Einnahme von mehr als zwei psychoaktiven Substanzen.

6.4   Schlussfolgerungen

Ältere Fahrer sind mehrheitlich in der Lage, die altersbedingten sensorischen, kognitiven und motorischen Defizite zu kompensieren. Ihre Unfallverwicklung ist nicht höher als der Durchschnitt, sie sind umgekehrt eher als gefährdete Verkehrsteilnehmer einzuschätzen, denn das mit dem Alter der Senioren zunehmende Verletzungsrisiko führt zu einem deutlichen Anstieg der *Getöteten* je Kilometer Fahrleistung. Häufig wird auch übersehen, dass ihr Risiko als Fußgänger oder Radfahrer bei einem Unfall getötet zu werden, beträchtlich höher liegt als das anderer Altersgruppen.

Eine Verbesserung der Verkehrssicherheit älterer Fahrer kann durch technische Maßnahmen im Fahrzeug und bauliche Optimierungen in der Verkehrsumgebung erfolgen. Die meisten Chancen für erfolgreiche Ansätze liegen jedoch in Trainingskonzepten für schwächere Senioren. Das bei Älteren vorhandene psychomentale Kompensationspotenzial kann genutzt werden, um die leistungsfunktionalen Schwierigkeiten bewusst zu machen und die spezifischen Risiken gezielt anzugehen. Die motivationale Grundlage liegt dann in dem Wunsch der älteren Fahrer, sich weiterhin verantwortungsvoll und sicher im Straßenverkehr zu bewegen – ohne behördlichen Selektionsdruck im Hintergrund.

Literatur

Alonso M et al (2013) Older people and driving needs. EU-ProjektGOAL: growing older, staying mobile: transport needs for an ageing society, Deliverable GOAL D3.1

Baltes MM, Lang FR, Wilms H-U (1998) Selektive Optimierung von Kompensation: erfolgreiches Altern in der Alltagsgestaltung. In: Kruse A et al (Hrsg) Psychosoziale Gerontologie, Bd 1, Grundlagen. Hogrefe, Göttingen, S 188–202

Burgard E, Kiss M (2008) Messung fahrrelevanter Kompetenzen im Alter – die Aussagekraft testpsychologischer Untersuchungen für das Autofahren. In: Schlag B (Hrsg) Leistungsfähigkeit und Mobilität imAlter. Schriftenreihe Mobilität und Alter der Eugen-Otto Butz- Stiftung, Bd 03. TÜV-Media, Köln, S 301–322

DGVP/DGVM (Hrsg) (2013) Beurteilungskriterien. Urteilsbildung in der Fahreignungsbegutachtung. Kirschbaum, Bonn

Engin T, Kocherscheid K, Feldmann M, Rudinger G (2010) Entwicklung und Evaluation eines Screening-Tests zur Erfassung der Fahrkompetenz älterer Kraftfahrer (SCREEMO). Berichte der Bundesanstalt für Straßenwesen, Mensch und Sicherheit, Heft M 210. NW, Bremerhaven

Ewert U (2008) Alterskorrelierte Erkrankungen, die die Verkehrsteilnahme beeinträchtigen können. In: Schlag B (Hrsg) Leistungsfähigkeit und Mobilität imAlter. Schriftenreihe Mobilität und Alter der Eugen-Otto Butz-Stiftung, Bd 03. TÜV-Media, Köln, S 181–199

Fastenmeier W, Gstalter H (2008) Anforderungsgerechtes Autofahren im Alter. In: Schlag B (Hrsg) Leistungsfähigkeit und Mobilität imAlter. Schriftenreihe Mobilität und Alter der Eugen-Otto Butz-Stiftung, Bd 03. TÜV-Media, Köln, S 37–64

Fastenmeier W, Gstalter H (2015) Fahreignung älterer Kraftfahrer im internationalen Vergleich. Literaturrecherche, Analyse und Bewertung. Forschungsbericht 25. Unfallforschung der Versicherer UDV, Berlin

Fastenmeier W, Gstalter H, Rompe K, Risser R (2015) Selektion oder Befähigung: wie kann die Mobilität älterer Fahrer aufrechterhalten werden? Stellungnahme namens des Vorstandes der Deutschen Gesellschaft für Verkehrspsychologie e. V. (DGVP). Z Verkehrssicherheit 61:33–42

Grācmann N, Albrecht M (2014) Begutachtungsleitlinien zur Kraftfahreignung. Berichte der Bundesanstalt für Straßenwesen, Heft M 115. NW, Bremerhaven

Holte H (2012) Einflussfaktoren auf das Fahrverhalten und das Unfallrisiko junger Fahrerrinnen und Fahrer. Berichte der Bundesanstalt für Straßenwesen, Heft M 229. NW, Bremerhaven

Maukisch H (1990) Die alternden Autofahrer: das Problem der Zukunft? In: Nickel WR (Hrsg) Fahrverhalten und Verkehrsumwelt: psychologische Aspekte im interdisziplinären Feld. Mensch-Fahrzeug-Umwelt, Bd 25. TÜV-Rheinland, Köln, S 223–256

Odell M (Hrsg) (2009) Older road users. Myths and realities. A guide for medical and legal professionals. Lawyers and Jugdes Publishing Company, Tucson

Poschadel S, Falkenstein M, Rinkenauer G, Mendzheritskiy G, Fimm B, Worringer B, Engin T, Kleinemas U, Rudinger G (2012) Verkehrssicherheitsrelevante Leistungspotenziale, Defizite und Kompensationsmöglichkeiten älterer Autofahrer. Berichte der Bundesanstalt für Straßenwesen, Reihe Mensch und Sicherheit, M 231. NW, Bremerhaven

Pottgießer S, Keinemas U, Dohmes K, Spiegel L, Schädlich M, Rudinger G (2012) Profile von Senioren mit Autounfällen (PROSA). Berichte der Bundesanstalt für Straßenwesen, M 228. NW, Bremerhaven

Rimmö P, Hakamies-Blomquist L (2002) Older driver's aberrant driving behaviour, impaired activity, and health as reasons for self-reported driving limitations. Transp Res F 5:47–62

Rompe K (2014) Bestimmung elektronischer Pkw-Sicherheitssysteme mit besonderem Nutzen für Senioren durch detaillierte Betrachtung des Unfallgeschehens. Z Verkehrssicherheit 60:214–220

Schlag B (1994) Fahrverhalten älterer Autofahrer/innen. In: Tränkle U (Hrsg) Autofahren im Alter. Mensch-Fahrzeug-Umwelt, Bd 30. TÜV Rheinland, Köln, S 161–172

Schlag B (2008) Leistungsfähigkeit und Mobilität imAlter. Schriftenreihe Mobilität und Alter der Eugen-Otto Butz- Stiftung, Bd 03. TÜV-Media, Köln

Schulze H et al (2012) EU-Projekt DRUID. Final report. Deliverable 0.1.8

Siren A et al (2013) Driver Licensing Legislation, EU-Projekt CONSOL, WP 5.1, Deliverable

Vaa T (2003) Impairments, diseases, age and their relative risks of accident involvement. Results from meta-analysis. Deliverable R1.1 of EU-project IMMORTAL. Institute of Transport Economics, Oslo. Report no. 690/2003

Vlakfeld WP, Davidse RJ (2011) Effect van verhoging van de keuringsleeftijd op de Verkeersveiligheid. SWOV-Rapport R-2011-6.

7

Widerstandskraft im Alter: Mit Resilienz gesund alt werden

Donya Gilan, Isabella Helmreich und Klaus Lieb

Inhaltsverzeichnis

7.1 Was ist Resilienz

7.1.1 Definition und kurzer Abriss der Forschungsgeschichte

Resilienz als psychologisches Konzept ist die seelische Widerstandskraft zur Aufrechterhaltung oder Rückgewinnung der psychischen Gesundheit während oder nach widrigen Lebensumständen. In der Resilienzforschung konzentrierte man sich lange auf die Erforschung der Entstehung und Behandlung von bereits vorliegenden Erkrankungen. Mit der Deklaration „Health for all" (1978) der Weltgesundheitsorganisation und Antonovskys Konzept der

D. Gilan (✉) · I. Helmreich · K. Lieb
Deutsches Resilienz Zentrum (DRZ) gGmbH i.G., Klinik für Psychiatrie und Psychotherapie, Universitätsmedizin Mainz der Johannes Gutenberg-Universität Mainz, Mainz, Deutschland
e-mail: Donya.Gilan@unimedizin-mainz.de

© Springer-Verlag GmbH Deutschland, ein Teil von Springer Nature 2019
R. Hardt et al. (Hrsg.), *Prävention im Alter – Gesund und fit älter werden*,
https://doi.org/10.1007/978-3-662-56788-3_7

Salutogenese (1979) vollzog sich ein grundlegender Perspektivenwechsel. Nicht nur die Frage, was den Menschen krank macht (Pathogenese), sondern insbesondere die Frage, was gesund hält (Salutogense) steht heute im Mittelpunkt der Arbeit. Die Resilienzforschung ist der Gesundheitsförderung zuzuordnen und hat das Ziel, die Ressourcen eines Menschen zu stärken. Die Tatsache, dass einige Menschen nicht oder nur kurzfristig erkranken, obwohl sie großen psychischen oder physischen Belastungen ausgesetzt sind, hat die Forscher dazu inspiriert, nach sog. Resilienzfaktoren, also protektiven (schützenden) Mechanismen und Selbstheilungskräften zu suchen, die die Entwicklung von stressbedingten Erkrankungen verhindern.

Resilienz wurde lange Zeit überwiegend als natürliche Veranlagung bzw. stabile Persönlichkeitseigenschaft definiert. Mittlerweile häufen sich Hinweise, auf einen prozesshaften Charakter. Demnach verändern sich Menschen durch belastende Ereignisse. Sei es durch neue Einstellungen und Ansichten, hinzugewonnenen Stärken und Fähigkeiten, die zur Immunisierung gegenüber zukünftigen Stressoren führen oder zu epigenetischen Veränderungen (Kalisch et al. 2015). Gegenwärtig wird Resilienz als dynamischer und lebenslanger Prozess verstanden, der im Wechselspiel zwischen Mensch und Umwelt erfolgt (Kalisch et al. 2015; Bengel und Lyssenko 2012).

7.1.2 Was macht die Seele stark?

Als Pionierstudie der Resilienzforschung gilt die prospektive Langzeitstudie (Kauai-Studie) der US-amerikanischen Entwicklungspsychologin Emmy Werner (Werner und Smith 2001). Sie begleitete 40 Jahre lang 686 Kinder, die 1955 auf der pazifischen Insel Kauai geboren wurden. Ein Drittel der Kinder und Jugendlichen wuchs unter besonders belastenden Bedingungen auf. Zwei Drittel dieser sog. Hochrisikokinder zeigte im Lauf des Erwachsenenlebens eine eher ungünstige Entwicklung. Ein Drittel hingegen wuchs trotz der Risikofaktoren zu gesunden und (sozial wie beruflich) erfolgreichen Erwachsenen heran. Gründe für die Unterschiede waren eine Reihe personaler und sozialer Ressourcen bei den resilienten Kindern. Dazu zählten u. a. Selbstvertrauen, internale Kontrollüberzeugung (Wahrnehmung von Ereignissen als Konsequenz des eigenen Verhaltens) oder Übernahme von Verantwortung (z. B. für ein jüngeres Geschwisterkind). Neben der Bedeutung personaler Ressourcen verdeutlichte die Studie auch, wie wichtig die soziale Umwelt ist. Alle resilienten Kinder hatten eine enge Beziehung zu unterstützenden Erwachsenen außerhalb der Familie. Für eine gesunde Entwicklung spielen somit nicht nur individuelle Eigenschaften und Fähigkeiten eine

Rolle, sondern auch soziale Faktoren, wie z. B. die stabile Bindung an eine Bezugsperson. Die Ausbildung von Resilienz liegt folglich nicht nur in der Hand eines Menschen, sondern Erziehung, Bildung und Familie, soziale Netzwerke und gesellschaftliche Rahmenbedingungen spielen eine entscheidende Rolle.

Diese Schutz- bzw. Resilienzfaktoren können Anpassungsprozesse an belastende Ereignisse erleichtern, indem sie die negativen Effekte von genetisch oder/und biografisch erworbener Verwundbarkeit und Stressoren auf die psychische Gesundheit dämpfen bzw. den Menschen weniger anfällig machen. Dadurch können resiliente Menschen mit den Widrigkeiten des Lebens besser umgehen und ihre Gesundheit aufrechterhalten.

Als Resilienzfaktoren im Erwachsenenalter gelten:

- Kognitive Flexibilität: Fähigkeit, auf Veränderungen durch flexibles Denken und Handeln zu reagieren
- Selbstwirksamkeitserwartung: Überzeugung, Anforderungen aus eigener Kraft bewältigen zu können
- Soziale Unterstützung: Zugriff auf soziales Netzwerk
- Aktives Coping: aktive Bewältigung von Stress, z. B. mithilfe von Problemlösung
- Positive Emotionen: regelmäßiges Erleben positiver Gefühle
- Optimismus: positive Zukunftserwartungen und positive Ursachenzuschreibung zu Ereignissen
- Hardiness: Grundhaltung, aktiv an Situationen mitzuwirken, Situationen als kontrollierbar und Stressoren als Herausforderung wahrzunehmen
- Kohärenzgefühl: Tendenz, Anforderungen als verstehbar, bewältigbar und sinnhaft zu empfinden
- Sinn im Leben sehen: z. B. über die Orientierung an persönlichen Werten
- Selbstwertgefühl: positive Bewertung der eigenen Person
- Religiosität/Spiritualität: z. B. Teilnahme an religiösen Aktivitäten oder Beschäftigung mit den Sinnfragen des Lebens

Viele dieser Resilienzfaktoren interagieren miteinander (Kalisch et al. 2015). Inzwischen wird daher diskutiert, dass die Wirkung der Faktoren auf Resilienz über eine wahrscheinlich geringere Anzahl übergeordneter, kognitiver und neuronaler Mechanismen im Gehirn (sog. Resilienzmechanismen) gesteuert werden könnte (Luthar et al. 2000; Kalisch et al. 2015). Ein positiver Bewertungsstil, d. h. auch in schwierigen Situationen noch den Blick für das Positive zu behalten, stellt z. B. einen solchen Mechanismus dar. Durch diese Fähigkeit werden verschiedene Resilienzfaktoren aktiviert. Beispielsweise öffnet dieser Resilienzmechanismus während kritischer Lebensereignisse (z. B. Pensionierung) den Blick auf die positiven Folgen, wie die Möglichkeit, neuen Zielen oder Wünschen nachzugehen (aktives Coping), mehr Ruhe und weniger Stress sowie mehr Raum für Freizeitgestaltung zu haben oder in noch stärkerem Maß für andere da zu sein (soziales Netzwerk). Sinnerfüllend (Sinn im Leben sehen) und bereichernd können auch die mit dem Älterwerden verbundenen einzigartigen eigenen Erfahrungen sein und die Möglichkeit, das gesammelte Wissen an nachfolgende Generationen weiterzugeben. Dieser konstruktive Blick ermöglicht damit eine bessere Anpassung an neue Lebensabschnitte.

Bei Resilienz geht es um einen lebenslangen Lernprozess, der dynamisch ist, Vor- und Rückschritte beinhaltet und sich insbesondere in realen Krisensituationen entwickelt. Nicht alles ist beherrschbar und manches ist so bitter, dass es zynisch wäre, von einem Menschen resilientes Verhalten zu erwarten. Auch resiliente Menschen können an schwierigen und kritischen Situationen des Lebens scheitern. Kein Mensch kann für alle Widrigkeiten des Lebens optimal gewappnet sein, denn trotz aller Ressourcen, die Menschen zur Verfügung stehen, spielen die Rahmenbedingungen, in denen der Mensch lebt, eine zentrale Rolle. Rahmenbedingungen für Resilienzentwicklung zu schaffen, ist deshalb auch eine gesellschaftspolitische Aufgabe.

7.2 Resilienz im Alter

„Mit dem Altwerden ist es wie mit Auf-einem-Berg-Steigen: Je höher man steigt, desto mehr schwinden die Kräfte – aber umso weiter sieht man." (Ingmar Bergman)

Aufgrund verbesserter Lebens- und Arbeitsbedingungen werden die Menschen immer älter, die durchschnittliche Lebenserwartung hat das biblische Lebensalter von 80 Jahren längst überschritten. Somit verbleibt vielen Menschen eine große Zeitspanne nach dem Berufsleben, die neue Anforderungen und Anpassung an die neue Lebensphase bedeuten. Hier ist Resilienz gefragt, um diesen Lebensabschnitt gut für sich nutzen zu können.

Das o. g. Zitat des schwedischen Autors und Regisseurs Ingmar Bergman verdeutlicht die ambivalente Natur des Alterns, ein Zusammenspiel aus Einbußen und Zugewinnen. Früher wurde dieser Lebensabschnitt v. a. mit einem Nachlassen der körperlichen und geistigen Kräfte sowie negativen Veränderungen des Lebensumfelds (z. B. Pflegebedürftigkeit, Verlust von Angehörigen und Freunden, eingeschränkter Aktivitätsradius) verbunden; die positiven Aspekte, wie z. B. der reiche Schatz an Erfahrungen und Kompetenz, die Zunahme an Gelassenheit und Lebensweisheit, wurden oft nicht gesehen oder standen nicht im Mittelpunkt (Bowling 2007; Grossmann et al. 2010).

Doch schon die *Berliner Altersstudie (BASE)* widerlegte vor rund 20 Jahren das in den Köpfen verankerte Klischee vom Alter als negative Lebensphase (Baltes 2000; Mayer et al. 2010). Die Studie wurde an 516 Senioren im Alter von 70 bis über 100 Jahren durchgeführt und zeigte klar, dass im höheren Alter die Lebenszufriedenheit der Teilnehmer trotz Verlusten und Einbußen gut ist. Die meisten waren mit ihrem Leben zufrieden und bewerteten ihre körperliche Gesundheit als gut bis befriedigend, obwohl fast jeder ab einem Alter von 70 Jahren mindestens eine mittel- bis schwergradige körperliche Erkrankung angab, 30 % sogar mehr als vier. Bei einem zufriedenstellenden Gesundheitszustand, geistiger Leistungsfähigkeit und einem guten sozialen Netzwerk konnte sich das Wohlbefinden in der dritten Lebensphase (etwa bis Mitte 80) sogar noch steigern – trotz altersgemäßer Einschränkungen. Erst in der vierten Lebensphase, ab etwa 85 Jahren, nahm die Lebensqualität ab.

Die Autoren erklärten die Ergebnisse mit der hohen Anpassungsfähigkeit des Menschen und den im Alter vorhandenen Kompetenzen und erlernten Strategien bzw. dem Vorhandensein von Resilienzfaktoren. Beispiele für solche altersspezifischen Strategien sind u. a. die Wahl des Vergleichsmaßstabs und der Resilienzfaktor kognitive Flexibilität: Ältere Menschen akzeptieren, dass sich ihre Lebenssituation und Gesundheit verändert hat und wählen als Vergleichsmaßstab nicht die eigene Vergangenheit, in der die Gesundheit meist besser war, sondern andere Menschen in ähnlicher Lebenssituation. Hier verwenden sie bevorzugt den Abwärtsvergleich (Wills 1981). Bei einem Herzinfarkt z. B. hilft allein der Gedanke, den Herzinfarkt im Gegensatz zu anderen überlebt zu haben, das Lebensgefühl zu verbessern (Mayer et al. 2010). Auch ein sog. Positivitätseffekt (Carstensen et al. 1999; Fellgiebel 2018; Mather und Carstensen 2005) im Alter ist gut belegt: während bei Kindern und jüngeren Erwachsenen eine Tendenz vorliegt, die Aufmerksamkeit eher auf das Negative zu richten, um potenzielle Gefahren schneller erkennen und vermeiden zu können, richten Ältere ihre Aufmerksamkeit eher auf das Positive und auch im Gedächtnis bleiben eher die positiven Ereignisse haften (Baumeister et al. 2001; Vaish et al. 2008). Diese Strategie hilft, trotz der „schwindenden Kräfte" und der nur noch begrenzten Lebenszeit, den Blick für die schönen Dinge des Lebens nicht zu verlieren (Carstensen et al. 1999) und kann sogar die Stimmung steigern (z. B. Isaacowitz et al. 2009a; Isaacowitz et al. 2009b) und die körperliche Gesundheit verbessern, indem das Immunsystem gestärkt wird (Kalokerinos et al. 2014; Pressman und Cohen 2005).

Dabei hat auch der Lebensstil einen großen Einfluss: Wer relativ gesund, körperlich aktiv, sozial gut eingebunden und zufrieden ist, erhält sich seine kognitive Leistungsfähigkeit länger und kann diese durch Training sogar noch verbessern (Lovdén et al. 2013; Mayer et al. 2010; Saraulli et al. 2017).

Resilienz ist auch im Alter noch trainierbar (Leppin et al. 2014; Macedo et al. 2014), denn die Neuroplastizität des Gehirns (u. a. Eriksson et al. 1998; Spalding et al. 2013), also die Fähigkeit des Gehirns, sich auch im fortgeschrittenen Alter zu verändern und neue Vernetzungen der Zellen im Gehirn miteinander auszubilden, macht lebenslanges Lernen möglich. Das heißt, jeder kann zu jedem Zeitpunkt seines Lebens noch neue Resilienzfähigkeiten und -fertigkeiten erlernen – wichtig ist nur, dass er Wissen über die Resilienzfaktoren besitzt und diese dann dementsprechend trainiert.

7.3   Wie kann ich Resilienz für mich im Alter nutzen

Die Kunst der Krisenbewältigung ist sehr individuell und hat mannigfaltige Gründe. Sie hängt von familiären Erfahrungen, Freunden, Werten, Glaubensvorstellungen, der Situation und nicht zuletzt den Genen ab (Bengel und Lyssenko 2012; Helmreich et al. 2017; Kalisch et al. 2015; Müller und Petzold 2003; Wagnild und Young 1990). Selbst wenn „schlechte" genetische Voraussetzungen zugrunde liegen oder traumatische Ereignisse durchlebt wurden, kann dies durch andere Faktoren kompensiert werden. Es kann sogar zu einer Stärkung der psychischen Gesundheit kommen, zu einem sog. posttraumatischen Wachstum (Tedeschi und Calhoun 2004). Wie schon gesagt, Resilienz ist erlern- und trainierbar, denn sie entwickelt sich auch in der Gen-Umwelt-Interaktion, also im wirklichen Leben. Es kommt auf die Motivation und Einstellung gegenüber Stressoren an. Es geht darum regelmäßig etwas zu tun, um seine Resilienz zu trainieren.

Resilienzfaktoren sind keine Mechanismen, die von heute auf morgen erlernt werden können. Es ist vielmehr ein lebenslanger Lernprozess, der in jeder Lebensphase angestoßen werden kann.

Im Folgenden werden nun einige wichtige Resilienzfaktoren vorgestellt, die im Alter besonders bedeutsam sind und sich mit einfachen Mitteln trainieren lassen (vgl. auch MacLeod et al. 2016). Wichtig ist, dass Resilienz und das, was der Einzelne braucht, um gesund zu altern, individuell sehr verschieden ist. Es gibt nicht ein Rezept, das jedem hilft, sondern jeder muss für sich herausfinden, was er benötigt und was ihm guttut, um auch in der verbleibenden Lebensspanne Erfüllung und Lebenssinn zu finden.

7.3.1 Soziale Unterstützung

Soziale Unterstützung und damit der Zugang zu einem funktionierenden sozialen Netzwerk, ist ein wichtiger Schutzschild gegen Belastungen. Gerade im Alter ist soziale Unterstützung wichtig, unabhängig davon, ob es sich um private (Familie, Freunde, Nachbarn etc.) oder professionelle (z. B. Ärzte, Therapeuten, Pflegefachkräfte) Unterstützung handelt oder um emotionale (z. B. Trost durch Freunde), instrumentelle (z. B. Hilfe beim Einkaufen durch Nachbarn) oder informationelle Unterstützung (z. B. guter Rat durch Freunde, Informationen über Unterstützungsangebote des Staats durch den Pflegedienst). Fehlt ein funktionierendes Netzwerk, besteht ein höheres Erkrankungs- und Sterberisiko (Holt-Lunstad et al. 2010, 2015). Gerade im Alter verändert sich dieser Resilienzfaktor jedoch, da sich das soziale Netz durch die altersbedingten Lebensereignisse (beispielsweise das Ausscheiden aus dem Berufsleben, der Verlust von haltgebenden Beziehungen z. B. durch einen Umzug, Krankheit, Tod oder die Einschränkung der Autonomie durch Pflegebedürftigkeit) von einem Tag auf den anderen wandeln kann. Resiliente Senioren schaffen es dennoch, gut in die Gemeinschaft integriert zu sein und Kontakte zu anderen Menschen zu haben, die sie als sehr bereichernd erleben (Blane et al. 2011; Hildon et al. 2010; Netuveli et al. 2008).

Es gibt vielfältige Ansatzpunkte, an dem eigenen sozialen Netz zu arbeiten, z. B. mithilfe eines Netzwerk-Checks (Bohus et al. 2013). Zu diesem gehört z. B. die Frage, wer könnte mir in meinem Umfeld (Familie, Arbeit, Nachbarn/ Vereinskollegen, Freunde) Hilfe und Unterstützung geben, um sich bewusst zu machen, auf wen man bei Bedarf zurückgreifen kann. Resiliente Personen schaffen es, in mindestens drei Bereichen (bzw. zwei, falls es Arbeitskollegen aufgrund von Berentung nicht mehr gibt) Menschen zu haben, auf die sie zählen können, wenn ihnen Widrigkeiten des Lebens widerfahren (Bohus et al. 2013). Falls das Netzwerk nicht ausreicht, gibt es zwei Möglichkeiten, dies zu verändern. Zum einen können vorhandene, aber eingeschlafene Kontakte wieder aktiviert werden, andererseits kann versucht werden, neue Kontakte – auch über Altersgrenzen hinweg – zu erschließen, insbesondere, wenn die früheren nicht mehr verfügbar sind. Für neue Kontakte eignen sich Gruppenangebote (Sportgruppe, Selbsthilfegruppe etc.), Weiterbildungen (z. B. Seniorenstudium, Computerkurs bei der VHS etc.), Mitgliedschaft in einem Verein (Schach, Skat, Literaturzirkel, Bibelkreis etc.), ehrenamtliches Engagement (in einem Verein, einer religiösen Gemeinschaft, dem Freiwilligenprogramm der Vereinten Nationen etc.) oder auch die neuen Medien (z. B. Diskussionsforen im Internet). Die Möglichkeiten sind vielfältig und durch die modernen Medien ist die Kontaktaufnahme oder das Halten von Kontakten per Internet und Telefon auch erleichtert, falls die Mobilität eingeschränkt ist.

7.3.2 Optimismus

Optimismus ist die Fähigkeit, hoffnungsfroh in die Zukunft zu blicken und an einen guten Verlauf der Dinge zu glauben. Optimisten wissen, dass sie die Kraft haben, ihr eigenes Leben in die Hand zu nehmen, und dass Schwierigkeiten und Krisen vorübergehend sind. Optimismus, Selbstwirksamkeit und Hoffnung sind eng miteinander verknüpft. Hoffnung bedeutet die positive Erwartung, ein Ziel zu erreichen oder einen Wunsch erfüllt zu bekommen. Nach Snyder (1991, 1996) besteht die Hoffnung aus zwei wesentlichen Bausteinen, einer sog. kognitiven und einer motivationalen Komponente. Der kognitive Anteil bewirkt, dass sich der Hoffende realistische Ziele setzt und Pläne schmiedet, um sie zu erreichen („pathways thinking"). Der motivationale Anteil ist dafür verantwortlich, mit welchem Antrieb der Hoffende die Ziele verfolgt („agency thinking"). Hoffnung in diesem Sinn entwickelt sich in der individuellen Lernbiografie durch Erfahrungen von Erfolg und Misserfolg sowie die Unterstützung durch verlässliche Bezugspersonen. Hoffnung geht mit einer besseren Krankheitsbewältigung, angemesseneren Bewältigungsstrategien, weniger psychopathologischer Symptomatik und einer höheren Lebenszufriedenheit bei körperlichen Erkrankungen und chronischem Stress einher. Hoffnungsvolle Menschen hab mehr Energie, sind aktiver und fühlen sich durch ihre Lebensziele mehr herausgefordert (Snyder et al. 1991). Sie sehen die Bewältigung von Stressoren als Herausforderung und als Möglichkeit, daran zu wachsen (Affleck und Tennen 1996).

Mahler und Kulik (2000) zeigten, dass Optimisten eine Herzoperation besser hinsichtlich unangenehmer Gefühle, Schmerzen und Einschränkungen bewältigten. In einer Längsschnittstudie erwies sich Pessimismus zudem als ein wichtiger Prädiktor für die Entwicklung von Depressivität im Alter (Bromberger und Matthews 1996). Mit zunehmendem Alter akzeptieren Menschen leichter unangenehme Lebensereignisse, während sie gleichzeitig ihren grundlegenden Optimismus beibehalten (Benyamini 2005). Peterson und Seligman (1984) zeigten zudem, dass sich Optimisten von Pessimisten stark in ihren Attributionen (Ursachenzuschreibungen) von vergangenen Ereignissen und den daraus abgeleiteten Erwartungen für die Zukunft unterscheiden (Peterson und Seligman 1984). Optimisten ordnen Erfolge internalen, stabilen und globalen Ursachen zu (z. B. eigene Fähigkeiten, die immer wieder einsetzbar und auch auf andere Bereiche übertragbar sind). Misserfolge beziehen sie auf externale, variable und spezifische Ursachen (z. B. Zufall, Glück, externe Faktoren, die nichts mit ihrer Person zu tun haben). Optimistische Ältere weisen ein widerstandsfähigeres Immunsystem auf (Kamen-Siegel et al. 1991). In einer Längsschnittstudie wurde gezeigt, dass ein pessimistischer Attributionsstil im jungen Erwachsenenalter ein wichtiger Risikofaktor für körperliche Beschwerden im Alter ist (Peterson et al. 1988). Der

Attributionsstil scheint über die Lebensspanne bis ins Alter relativ stabil zu bleiben (Burns und Seligman 1989). Werden in Abhängigkeit vom Kontext Attributionsstile unterschieden, so zeigen sich z. B. Ältere optimistischer als Jüngere in Bezug auf sozialen Anschluss, jedoch pessimistischer hinsichtlich Krankheit (Isaacowitz 2005). Das etwas pessimistischere Denken im gesundheitlichen Bereich scheint angesichts der sozialen Verluste und gesundheitlichen Beeinträchtigungen in Alter realistischer zu sein (Lachman 1990).

Eine optimistische Grundhaltung kann sich entwickeln, wenn den positiven Erlebnissen mehr Aufmerksamkeit geschenkt wird. Dazu kann z. B. die Reflexion über die erfolgreiche Bewältigung stressvoller Ereignisse oder über die Gründe für Erfolge und Misserfolge gehören. Die eigenen Fähigkeiten und Fertigkeiten, die zur Bewältigung von schwierigen Situationen führten, sollten sich bewusstgemacht werden. Dies fördert eine positive Selbstwahrnehmung, stärkt die Selbstwirksamkeit und verändert die Einstellung gegenüber Stressoren. Diese werden dann nicht mehr als unbewältigbar betrachtet, sondern können als Herausforderung mit Entwicklungspotenzial gesehen werden.

7.3.3 Sinn im Leben sehen

Die westliche Zivilisation hat sich zur Langlebigkeitsgesellschaft entwickelt und die allermeisten Menschen sind noch viele Jahre nach der Pensionierung fit und leistungsfähig. Da stellen sich unweigerlich die Fragen: Wie nutzen wir die vielen Jahre sinnvoll? Wie bekommt das Älterwerden Inhalt und Bedeutung? Dafür muss man in sich hineinhören, seine eigene Situation in den Blick nehmen. Persönliche Sinnoptionen liegen in der Biografie eines jeden Menschen. Denn „Sinn kann nicht gegeben, sondern muss gefunden werden", so heißt es in Frankels 1977 erschienenen Buch *Das Leiden am sinnlosen Leben*. Sinnstiftung kann durch Quellen wie den Beruf oder die Familie hergeleitet werden, aber auch durch den Glauben. Persönliche Rituale wie Beten, Meditation, Yoga wirken stabilisierend, Glaubenswerte beeinflussen die Gedankengänge und geben Orientierung. Sinnfindung oder Sinngebung sind kognitiv-bewertende Prozesse. Ein Sinnsystem stellt ein innerliches Modell der Realität dar. Seine Intentionalität dient der Selbsterhaltung (Dittmann-Kohli et al. 2001).

Die Beschäftigung mit der Sinnfrage hilft älteren Menschen, die Wahrnehmung von altersspezifischen Verlusten und Einschränkungen wegzulenken und in stärkerem Maß das Potenzial des Alters und Alterns auszuschöpfen. Die Suche nach dem Sinnvollen kann in kleinen strukturierten Schritten angegangen werden. Ein möglicher Weg ist die Beschäftigung mit persönlichen Werten im Leben. Mit der Frage: Was ist mir wirklich wichtig im Leben?

Werte verleihen uns Orientierung im Leben und geben uns die Motivation, unsere Ziele zu verfolgen. Wenn wir unsere persönlichen Leitprinzipien umsetzen, empfinden wir unser Leben als stimmig und erfüllend. Durch die Annährung an persönliche Werte, durch die Vorstellung, wie man den Dingen in der Welt begegnen will, entstehen Richtungsgeber für das Leben.

Die Frustration der Sinnbedürfnisse, der Sinnfrage und Sinnleere stellt gerade in der heutigen Zeit aufgrund von Auswirkungen der Individualisierung (z. B. Verlust von traditionellen Sicherheiten im Hinblick auf Handlungsweisen) in zunehmendem Maß ein Problem für alternde Menschen dar. Die individuelle Beantwortung der Sinnfrage ermöglicht es dem älteren Menschen, eine Ich-Integrität (Erickson 1988) im Prozess des Alterns aufzubauen. Ich-Integrität bedeutet, sich mit der eigenen Endlichkeit auseinanderzusetzen, das Verstreichen der Jahre und unerfüllter Wünsche zu akzeptieren und dennoch eine konstruktive Auffassung vom Leben beizubehalten. Dazu gehört insbesondere, den Augenblick im Hier und Jetzt bewusst zu erleben und auf der anderen Seite den gesamten Lebenszyklus zu betrachten.

7.4   Fazit

> „Mitten im Winter habe ich erfahren, dass es in mir einen unbesiegbaren Sommer gibt" (Albert Camus)

Obwohl das Altern eine Lebensphase ist, die durch eine Vielzahl von irreversiblen Verlusten und Beeinträchtigungen geprägt ist, und sich daher eine erhöhte Vulnerabilität in Bezug auf psychische Belastungen ergibt, kann sie auch von Freude und Zufriedenheit geprägt sein. Die Fähigkeit zur Resilienz kann im Alter wesentlich zum Wohlbefinden und zur Erhaltung der Lebensqualität beitragen. Auch im Alter können noch positive Veränderungen stattfinden und es sich lohnt sich, weiterhin aktiv zu bleiben und an seinen Resilienzfaktoren zu arbeiten. Wirkungsvolle Strategien für einen besseren Umgang mit Stress sind u. a. eine optimistische Grundhaltung, eine konstruktive Emotionsregulation und Problemlösefähigkeit sowie Sinn im Leben zu finden. Die Pflege sozialer Netzwerke, körperliche Aktivitäten, Freude, Hoffnung und Verfolgung von Zielen sowie eine akzeptierende und dankbare Haltung zu entwickeln, wirken sich positiv auf die seelische Gesundheit aus und fördern die Resilienz. Wie das Zitat von Camus am Anfang dieses Abschnitts nahelegt, gibt es in uns ungeahnte Stärken und Ressourcen, die uns helfen, den Widrigkeiten des Lebens zu trotzen und zufrieden zu altern. Wichtig ist nur, sich zu trauen, diese Ressourcen aufzuspüren, zu stärken und zu nutzen.

Literatur

Affleck G, Tennen H (1996) Construing benefits from adversity: adaptational significance and dispositional underpinnings. J Pers 64(4):899–922

Baltes PB (2000) Gegen Vorurteile und Klischees. In: Nikolaus T, Becker C, Oster P, Pientka L, Schlierf G, von Renteln-Kruse W (Hrsg) Klinische Geriatrie. Springer, Berlin/Heidelberg, S 80–87

Baumeister RF, Bratslavsky E, Finkenauer C, Vohs KD (2001) Bad is stronger than good. Rev Gen Psychol 5:323–370

Bengel J, Lyssenko L (2012) Resilienz und psychologische Schutzfaktoren im Erwachsenenalter. Stand der Forschung zu psychologischen Schutzfaktoren von Gesundheit im Erwachsenenalter. Schriftenreihe zu Forschung und Praxis der Gesundheitsförderung, Bd 43. Bundeszentrale für gesundheitliche Aufklärung, Köln

Benyamini Y (2005) Can high optimism and high pessimism co-exist? Findings from arthritis patients coping with pain. Personal Individ Differ 38(6):1463–1473

Blane D, Wiggins RD, Montgomery SM, Hildon Z, Netuveli G (2011) Resilience at older ages: the importance of social relations and implications for policy. ICLS Occasional Papers Series, London

Bohus M, Lyssenko L, Wenner M, Berger M (2013) Lebe Balance. Das Programm für innere Stärke und Achtsamkeit. TRIAS, Stuttgart

Bowling A (2007) Aspirations for older age in the 21st century: what is successful aging? Int J Aging Hum Dev 64(3):263–397

Bromberger JT, Matthews KA (1996) A longitudinal study of the effects of pessimism, trait anxiety, and life stress on depressive symptoms in middle-aged women. Psychol Aging 11(2):207–213

Burns MO, Seligman ME (1989) Explanatory style across the life span: evidence for stability over 52 years. J Pers Soc Psychol 56(3):471–477

Carstensen L, Isaacowitz D, Charles S (1999) Taking time seriously. A theory of socioemotional selectivity. Am Psychol 54(3):165–181

Dittmann-Kohli F, Bode C, Westerhof GJ (2001) Die zweite Lebenshälfte: psychologische Perspektiven: Ergebnisse des Alters-Survey, Bd 195. W. Kohlhammer, Stuttgart

Erickson BH (1988) The relational basis of attitudes. Social structures: a network approach 99(121):443–475

Eriksson PS, Perfilieva E, Bjork-Eriksson T, Alborn AM, Nordborg C, Peterson DA, Gage FH (1998) Neurogenesis in the adult human hippocampus. Nat Med 4(11):1313–1317. https://doi.org/10.1038/3305

Fellgiebel A (2018) Resilienz gegenüber psychischen Störungen im Alter. Nervenarzt. https://doi.org/10.1007/s00115-018-0544-y

Grossmann I, Na J, Varnum ME, Park DC, Kitayama S, Nisbett RE (2010) Reasoning about social conflicts improves into old age. Proc Natl Acad Sci USA 107(16):7246–7250. https://doi.org/10.1073/pnas.1001715107

Helmreich I, Kunzler A, Chmitorz A, König J, Binder H, Wessa M, Lieb K (2017) Psychological interventions for resilience enhancement in adults (Protocol). Cochrane Database Syst Rev 2:CD012527. https://doi.org/10.1002/14651858.CD012527

Hildon Z, Montgomery SM, Blane D, Wiggins RD, Netuveli G (2010) Examining resilience of quality of life in the face of health-related and psychosocial adversity at older ages: what is „right" about the way we age? Gerontologist 50(1):36–47. https://doi.org/10.1093/geront/gnp067

Holt-Lunstad J, Smith TB, Layton JB (2010) Social relationships and mortality risk: a meta-analytic review. PLoS Med 7(7):1000316

Holt-Lunstad J, Smith TB, Baker M, Harris T, Stephenson D (2015) Loneliness and social isolation as risk factors for mortality: a meta-analytic review. Perspect Psychol Sci 10(2):227–237

Isaacowitz DM (2005) The Gaze of the optimist. Pers Soc Psychol Bull 31(3):407–415

Isaacowitz DM, Allard ES, Murphy NA, Schlangel M (2009a) The time course of age-related preferences toward positive and negative stimuli. J Gerontol B Psychol Sci Soc Sci 64(2):188–192. https://doi.org/10.1093/geronb/gbn036

Isaacowitz DM, Toner K, Neupert SD (2009b) Use of gaze for real-time mood regulation: effects of age and attentional functioning. Psychol Aging 24(4):989–994. https://doi.org/10.1037/a0017706

Kalisch R, Müller MB, Tüscher O (2015) A conceptual framework for the neurobiological study of resilience. Behav Brain Sci 38:e92. https://doi.org/10.1017/S0140525X1400082X

Kalisch R, Baker DG, Basten U, Boks MP, Bonanno GA, Brummelman E et al (2017) The resilience framework as a strategy to combat stress-related disorders. Nat Hum Behav 1(11):784

Kalokerinos EK, von Hippel W, Henry JD, Trivers R (2014) The aging positivity effect and immune function: positivity in recall predicts higher CD4 counts and lower CD4 activation. Psychol Aging 29(3):636–641. https://doi.org/10.1037/a0037452

Kamen-Siegel L, Rodin J, Seligman ME, Dwyer J (1991) Explanatory style and cell-mediated immunity in elderly men and women. Health Psychol 10(4):229–235

Kulik JA, Mahler HIM (2000) Social comparison, affiliation, and emotional contagion under threat. In: Handbook of social comparison, pp 295–320

Lachman ME (1990) When bad things happen to older people: age differences in attributional style. Psychol Aging 5(4):607–609

Leppin AL, Bora PR, Tilburt JC, Gionfriddo MR, Zeballos-Palacios C, Dulohery MM, Montori VM et al (2014) The efficacy of resiliency training programs: a systematic review and meta-analysis of randomized trials. PLoS One 9(10):e111420

Lovdén M, Xu W, Wang HX (2013) Lifestyle change and the prevention of cognitive decline and dementia: what is the evidence? Curr Opin Psychiatry 26(3):239–243. https://doi.org/10.1097/YCO.0b013e32835f4135

Luthar S, Cicchetti D, Becher B (2000) The construct of resilience: a critical evaluation and guidelines for future work. Child Dev 71(3):543–562

Macedo T, Wilheim L, Goncalves R, Coutinho ES, Vilete L, Figueira I, Ventura P (2014) Building resilience for future adversity: a systematic review of interventions in non-clinical samples of adults. BMC Psychiatry 14:227. https://doi.org/10.1186/s12888-014-0227-6

MacLeod S, Musich S, Hawkins K, Alsgaard K, Wicker ER (2016) The impact of resilience among older adults. Geriatr Nurs 37(4):266–272

Mather M, Carstensen LL (2005) Aging and motivated cognition: the positivity effect in attention and memory. Trends Cogn Sci 9(10):496–502. https://doi.org/10.1016/j.tics.2005.08.005

Mayer KU, Baltes PB, Baltes MM, Borchelt M, Delius JAM, Helmchen H, Steinhagen-Thiessen E et al (2010) Wissen über das Alter(n): eine Zwischenbilanz der Berliner Altersstudie. In: Lindenberger U, Smith J, Mayer KU, Baltes PB (Hrsg) Die Berliner Altersstudie, 3. Aufl. Akademie Verlag, Berlin, S 623–658

Müller L, Petzold HG (2003) Resilienz und protektive Faktoren im Alter und ihre Bedeutung für den Social Support und die Psychotherapie bei älteren Menschen. POLYLOGE: Materialien aus der Europäische Akademie für Psychosziale Gesundheit, 8. http://www.fpi-publikation.de/polyloge/alle-ausgaben/08-2003-mueller-l-petzold-h-g-resilienz-und-protektive-faktoren-im-alter.html. Zugegriffen am 10.07.2018

Netuveli G, Wiggins RD, Montgomery SM, Hildon Z, Blane D (2008) Mental health and resilience at older ages: bouncing back after adversity in the British Household Panel Survey. J Epidemiol Community Health 62(11):987–991. https://doi.org/10.1136/jech.2007.069138

Peterson C, Seligman ME (1984) Causal explanations as a risk factor for depression: theory and evidence. Psychol Rev 91(3):347–374

Peterson C, Seligman ME, Vaillant GE (1988) Pessimistic explanatory style is a risk factor for physical illness: a thirty-five-year longitudinal study. J Pers Soc Psychol 55(1):23–27

Pressman SD, Cohen S (2005) Does positive affect influence health? Psychol Bull 131(6):925–971. https://doi.org/10.1037/0033-2909.131.6.925

Saraulli D, Costanzi M, Mastrorilli V, Farioli-Vecchioli S (2017) The Long Run: neuroprotective effects of physical exercise on adult neurogenesis from youth to old age. Curr Neuropharmacol 15(4):519–533. https://doi.org/10.2174/1570159x14666160412150223

Snyder CR, Sympson SC, Ybasco FC, Borders TF, Babyak MA, Higgins RL (1996) Development and validation of the state hope scale. J Pers Soc Psychol 70(2):321–335

Synder CR (1995) Conceptualizing, measuring, and nurturing hope. J Couns Dev 73(3)

Synder CR, Harris C, Anderson JR, Holleran SA, Irving LM, Sigmon ST et al (1991) The will and the ways: development and validation of an individual-differences measure of hope. J Pers Soc Psychol 60(4):570–585

Spalding KL, Bergmann O, Alkass K, Bernard S, Salehpour M, Huttner HB, Frisen J et al (2013) Dynamics of hippocampal neurogenesis in adult humans. Cell 153(6):1219-1227. https://doi.org/10.1016/j.cell.2013.05.002

Tedeschi RG, Calhoun LG (2004) Posttraumatic growth: conceptual foundations and empirical evidence. Psychol Inquiry 15:1–18

Vaish A, Grossmann T, Woodward A (2008) Not all emotions are created equal: the negativity bias in social-emotional development. Psychol Bull 134(3):383–403. https://doi.org/10.1037/0033-2909.134.3.383

Wagnild G, Young HM (1990) Resilience among older women. Image J Nurs Sch 22(4):252–255

Werner EE, Smith RS (2001) Journeys from childhood to midlife: risk, resilience, and recovery. perspectives from the Kauai Longitudinal Study. Cornell University Press, Ithaca

Wills TA (1981) Downward comparison as a copingmechanism. In: Snyder CR, Ford C (Hrsg) Coping with negative life events: clinical and social-psychological perspectives. Plenum, New York, S 243–267

Weiterführende Literatur

Berndt C (2013) Resilienz: das Geheimnis der psychischen Widerstandskraft. Was uns stark macht gegen Stress, Depressionen und Burn-out. dtv, München

Bohus M, Lyssenko L, Wenner M, Berger M (2013) Lebe Balance. Das Programm für innere Stärke und Achtsamkeit. TRIAS, Stuttgart

Kalisch R (2017) Der resiliente Mensch. Berlin-Verlag in der Piper Verlag GmbH, München/Berlin

Löhmer C, Standhardt R (2012) Timeout statt Burnout. Einübung in die Lebenskunst der Achtsamkeit. Klett-Cotta, Stuttgart

Maehrlein K (2014) Die Bambusstrategie: den täglichen Druck mit Resilienz meistern. GABAL, Offenbach

Mourlane D (2014) Resilienz: die unentdeckte Fähigkeit der wirklich Erfolgreichen. BusinessVillage GmbH, Göttingen

Stavemann HH (2010) Im Gefühlsdschungel: Emotionale Krisen verstehen und bewältigen. Beltz, Weinheim

Wengenroth M (2013) Das Leben annehmen. So hilft die Akzeptanz- und Commitmenttherapie (ACT). Huber, Bern

Waadt M, Acker J (2013) Burnout. Mit Akzeptanz und Achtsamkeit den Teufelskreis durchbrechen. Huber, Bern

8

Ausblick

Monika Seibert-Grafe und Theodor Junginger

Viele neue technische und molekularbiologische Errungenschaften haben das Potenzial, zu einer verbesserten und individualisierten Medizin zu führen – nicht nur in der Behandlung von Krankheiten, sondern besonders auch in der Erkennung von Krankheitsvorstufen und individuellen Risiken. Die molekularbiologischen Erkenntnisse werden die Prävention und die medizinischen Überwachungsprozeduren beeinflussen und sind die Grundlage für die Entwicklung neuer zielgerichteter Medikamente. Das Ziel ist, schwerwiegende Krankheiten bereits im Vorstadium zu erkennen und zu behandeln bevor diese ausbrechen – genannt „disease interception" – ein neuer strategischer Ansatz von Forschung und pharmazeutischer Industrie.

Trotz der Chancen, die sich durch die verbesserte Risikoerkennung ergeben, sind ethische Aspekte zu beachten, die sich u. a. durch die Wissensbelastung der Betroffenen ergeben, die damit zu Patienten werden, (lange) bevor die Erkrankung ausbricht. Weiterhin werden solche Menschen dann auch durch die kontinuierliche Überwachung belastet sowie gegebenenfalls durch das Fehlen wirksamer Therapien.

Letztendlich müssen die neuen Forschungsansätze und die Fortschritte in der Medizin immer das übergeordnete Ziel verfolgen, den Menschen ein längeres gesundes und eigenständiges Leben zu ermöglichen. Dabei kann die Medizin jedoch auch künftig dem Menschen nicht die Verantwortung für sein Leben und sein Alter abnehmen.

M. Seibert-Grafe (✉) · T. Junginger
Medizinische Gesellschaft Mainz e.V., Mainz, Deutschland
e-mail: seibertg@uni-mainz.de; junginger@uni-mainz.de

© Springer-Verlag GmbH Deutschland, ein Teil von Springer Nature 2019
R. Hardt et al. (Hrsg.), *Prävention im Alter – Gesund und fit älter werden*,
https://doi.org/10.1007/978-3-662-56788-3_8